森 茂起 編

心の危機と臨床の知
I

# トラウマの表象と主体

新曜社

# 編者まえがき

「トラウマ」という言葉がわが国で時代を代表するキーワードになったのは、阪神淡路大震災の年（一九九五年）である。オウム真理教による地下鉄サリン事件が発生したのも同年であった。その後、臨床心理学と精神医学の臨床現場では、トラウマ治療への関心が急速に高まった。凶悪犯罪の発生、児童虐待、ＤＶ（ドメスティック・ヴァイオレンス）の深刻化といった現象が、時を同じくして進行し、関心の高まりに拍車がかかった。トラウマ対策先進国アメリカからの知識輸入が急速に進められ、同じくアメリカ起源の診断名であるＰＴＳＤという言葉が一般化したのも同時期である。

この十年弱の間に、トラウマ対策は確実に前進したと言える。トラウマの予防および治療対策が進むと同時に、トラウマという事態への理論的理解も深まった。児童虐待防止対策一つをとっても、関心の高まりと諸機関の取り組みの前進は目覚しく、子供の生育環境の改善と虐待防止の努力、虐待のトラウマを負う子供の援助、治療の努力が重ねられている。トラウマの発生を防止し、回復を援助するこれらの実践が今後さらに求められることは言うまでもない。トラウマへの関心の広がりによって、研究と実践のレベルが上がっていくこともまた確実である。しかし、個々の活動の意義を十分感じながらも、一抹の不安を感じるのは筆者だけであろうか。それは、トラウマをめぐる状況を総体として眺めた場合に、その行く末に感じる不安である。

私自身の感触を言わせていただくなら、現在起こっているトラウマをめぐる動きには、二つの重要な流れがある。グローバリゼーションと制度化（専門化）である。政治、経済の面でアメリカを主導とするグローバリゼーションが進行しているのは言うまでもないが、心理臨床や精神医学においても、先進国アメリカを主導とするグローバリゼーションが急速に進行している。トラウマの臨床は、その最たるものの一つである。制度化のほうは、これもグローバリゼーションに関係するのだが、対人援助や子育てなど、かつてであればプライベートな領域で行なわれた事柄が、専門家の手に委ねられ、あるいは何らかの制度に則った施策に移されつつある。トラウマという、もっともプライベートな領域を制度化することの影響範囲を見定めるのは難しい。

一臨床家として消化しきれないほどの速さで事態が進行する中で、臨床家もトラウマ受傷者も主体性を失わないために、つまり、本書の中井論文の言葉を引用させていただけば、「人間の尊厳を損なわない」ために、臨床的領域の枠内に留まらない幅広い人間理解に基づくトラウマ理解が求められる。

本書の母体となった甲南大学学術フロンティア共同研究プロジェクトでは、「トラウマ」を人間の根源に関わる普遍的な問題と考えて、学問領域の壁を越えた議論を行ってきた。臨床心理学、精神医学という、臨床実践に携わる専門領域が取り組むトラウマの現象およびその理解と、哲学、文学、芸術などの人文思想分野から見たトラウマの理解とを突き合わせていくのがその目的である。それぞれの領域でトラウマは活発に論じられているにもかかわらず、臨床実践が人文領域に学び、人文領域が実践領域のトラウマ現象に学ぶ機会は少ないのが現状である。実際、本書のように学際的にトラウマを扱った著作はほとんど見当たらない。本研究プロジェクトを企画した所以である。

本書では、トラウマを学際的に扱うにあたって、「表象」と「主体」という二つの言葉を用いた。いずれもトラウマを理解する上での鍵概念であると同時に、臨床心理学と思想領域の両者を橋渡しする概念として適当と思われたからである。トラウマはまず表象をめぐる問題として現れ、トラウマ体験は、どのような表象にも乗せることのできないことを特徴とする。しかし同時に、表象困難であるからこそ、直接の表象ではない無数の表象をその周辺に生み出し、私たちは、生み出された表象からトラウマの存在を感じる。臨床実践も芸術も、トラウマをめぐっては、「表し得ないものを表す」営みとなる。また主体は、トラウマの臨床にとってはその立てなおしという形で直接の実践目標にかかわり、思想にとっては、主体というあり方の限界をとらえるという課題を投げかける。

各部のタイトルは、この二つの言葉に「記憶」と「他者」を加えて、それぞれの意味範囲にふくらみを持たせた。第一部、第二部それぞれの内部の章順に厳密な意味があるわけではないが、主題の中核に直接迫るような論考をはじめに、各論的なものを後半に置いて、順に読む読者が違和感なく読み進められることに配慮した。

森　茂起

トラウマの表象と主体

# 目次

第二部　トラウマの主体と他者

装丁　小林　元

# 第一部　トラウマの記憶と表象

# 外傷性記憶とその治療——一つの方針

中井 久夫

体の傷はほどなく癒えるのに心の傷はなぜ長く癒えないのだろう。
五〇年前の失恋の記憶が昨日のことのように疼く。
ポール・ヴァレリー『カイエ』より

## 一、記憶とは——序論

私の試みは外傷性記憶を記憶全体の中に位置づけようとすることにある。

神経学者が外傷性記憶に注目しはじめたのはごく最近である。そして、なお「海馬」という脳の一部分の外傷による変化に焦点を置いている。

海馬は、かなり古いタイプの大脳皮質である。こういう古いタイプの部分が、元来は別の役割を果たしていたけれども、転用によって記憶に重要な役割を果たしていることはありえないとはいえない。

しかし、私は、海馬は記憶を取り込む上での一種の入国管理所のようなものだという意見に耳を傾けたい。では記憶の座はどこにあるか。私は脳科学についてはアマチュア同然の者であるが、記憶とは大脳全体が行う営みではなかろうかと答えたい。いや小脳も大脳の活動をモニターし、乱れないようにし、エネルギーを経済的に使うようにしているという働きによって参加している。さらに手続き記憶においてはもっと積極的な関与も考えられるのではないか。

ここから私は臨床現象学的な視点に立って少しずつ考察の歩を進めてゆこう。

神経学者は記憶を短期記憶と長期記憶とにわけ、長期記憶を一般記憶とエピソード記憶（私は「個人的記憶」でよいと思う）と手続き記憶とにわける。ここにはフラッシュバック的記憶は座がない。一般に記憶の研究は「忘却」や「欠損」すなわち老人性健忘と脳障害と関連してなされてきたからであろう。外傷性記憶の場合には「忘れようとしても忘れられない」記憶が問題である。

記憶テストで試されるものは主に一般記憶である。

しかしテストができるとか、あるいは数量化できるということは、ただちにそれが重要だということにはならない。エピソード記憶は不当に軽視されている。エピソード記憶はその人限りの記憶であって、テストや数量化になじまない。それは「兎追いしかの山、小鮒つりしこの川」に関する知的記憶である。

これに対して一般記憶は「2×2＝4」「モナリザはレオナルド・ダ・ヴィンチが描いた」「太平洋戦争は一九四五年八月十五日に終わった」という記憶である。「命題記憶」といってもよいであろう。しかし、一般記憶を記憶の代表とすることは、言語的記憶を偏重することになると私は思う。

私の考えでは、一般記憶は、エピソード記憶として始まり、それが言語的命題に裏打ちされ、「合意による確認」をとおして社会化された、いわば記憶の終着駅である。

なるほど、一般記憶がなければ社会生活はいちじるしくさまたげられる。一般記憶の喪失を痴呆の尺度とみなすことにはたしかに臨床的意味がある。

けれども、かりに一般記憶は健在であるけれども、エピソード記憶が失われている場合を想定してみよう。そういう人は「記憶ロボット」「歩く百科事典」であるけれども、人格を持った存在とはとうていみなすことができないと私は思う。

逆に「モナリザを画いた人は誰か」「太平洋戦争はいつ終わったか」「2×2はいくつか」に答えられなくても、それがどれほどのことであろうか。エピソード記憶さえしっかりしておればその人は人間性を失っていないと私は考える。ことに人格形成期のエピソード記憶は、老年に至るまでその人の人格の骨格をつくっている。そして実際、初期の老人性痴呆の心理療法を一言にしていえば「エピソード記憶の煤払い」である。いや老人たちは昔話をくり返すことによって人格を再強化している。日常みられるとおりで、これは一種のコーピングである。

フラッシュバック的記憶となれば、記憶の専門書においても、たかだか「静止画像のような記憶」として数行を割いてきたのが普通である。私はこれを「光景記憶」と命名しておく。また私はもう一つ、「一瞥」型記憶を提案する。これは一瞬目の前をよぎる映像から「部分から全体へ、曖昧画像の意味明確化へ」というロールシャッハ的過程によって完成される記憶で、これを言っておくのは、外傷的事件の証言の不確かさを証明する、たとえばロフタス夫妻らの仕事は私たちの問題に関係するからであるが、これは記銘の問題が大きく、本論文では触れないことにする。

## 二、外傷性記憶の特性

外傷性記憶の特性は、次のように列挙される。

(1) 静止的あるいはほぼ静止的映像で一般に異様に鮮明であるが、

(2) その文脈(前後関係、時間的・空間的定位)が不明であり、

(3) 鮮明性と対照的に言語化が困難であり、

（4）時間に抵抗して変造加工がなく（生涯を通じてほとんど変わらず）、
（5）夢においても加工（置き換え、象徴化なく）されずそのまま出現し（通常の夢が睡眠のレム期に出現するのに対して外傷夢はノンレム期であるという研究がある）、
（6）反復出現し、
（7）感覚性が強い。状況の記述や解釈を伴う場合は事後的、特に周囲、写真、日記、新聞記事などの外的示唆によることが多い。
（8）視覚映像が多いが、一九九五年一月の払暁震災のように振動感覚の場合もあり、全感覚が記憶に参与しうる。聴覚の場合、微妙な鑑別が必要となる。
（9）何年経っても何かのきっかけによって（よらないこともある）昨日のごとく再現され、かつしばしば当時の情動が鮮明に現れる。これを身体外傷と比較すれば、ヴァレリーのいうとおりになる。体の傷は癒えても心の傷は癒えないということである。これは脳の一つの特性であろう。
（10）過去の追想につきものの「時間の霞」がかかるどころか、しばしば原記憶よりも映像の鮮明化や随伴情動の増強が見られる。

このような記憶を他に求めれば、一つは覚醒剤中毒者が断薬後、数十年を経て、少量の覚醒剤によって、時には単にストレッサーによって過去の記憶がまざまざと（しばしば増強されて）ただちに出現する場合である。すなわち、脳はそういう働きを秘めているのである。証言心理学において、記憶を何もかも一緒にしてその曖昧さを強調するのは間違いである。

## 三、外傷性記憶と幼児期記憶

二歳半から三歳半前後までの幼児期記憶の特性は外傷性記憶の特徴と（1）から（10）まで一致することを指摘したい。

二歳半から三歳半以前と以後とを区別するクリティカルな時期とは何であろうか。フロイト派ならば「エディプス期」以前と以後であろうというであろう。ラカン派ならば「想像界」から「象徴界」への移行というであろうか。最近の言語発達心理学は、チョムスキーの延長上に立って、先天的に潜在決定されている言語深部構造の活動によってカタコトから成人型文法言語、すなわち、有限の文法規則と語によって、ほとんどすべての事象を表現しうる言語が短期間のうちに成立する時期であると説く。

もし、成人型の記憶を「記憶」とすれば、それ以前の記憶は「プレ記憶」である。私は十年前、これをe（elementary）記憶とし、成人文法による言語主導型記憶をf（functional）記憶と呼び、外傷性記憶をe記憶に属するものとした。この命名は普及性を持たないようなので、「幼児型記憶」「（少年を含む）成人型記憶」と改名しておきたい。両者の相違は後に論じる。

## 四、成人型記憶の特性

ここで、差異を明確にするために、幼児型・外傷性記憶との対照性を意識しつつ、成人型記憶の特性を列挙しておきたい。私たちは常に、この差異を念頭において記憶を論じなければならない。そうでなければ、たとえば法廷において幼少年の証言を正しく理解することはできない。

成人型記憶は、

（1）サルトルがいうように眼前の映像に比して絶対的貧困性があり、特に細部が曖昧であり、

（2）常に文脈の中にあって、したがって、生の連続体の一部として意識され、

（3）容易に言語化され、むしろ言語化されては「自己史」連続体の一部としてくりこまれ、その副次的な、一種の「挿絵」という第二義的地位に座を見いだし、

（4）語りとして「自己史」の一部に統合された結果、生の進行とともにその意義、その内容の強調点が変化し、さらに一般に自分の都合のよいように、あるいは自己を美化するように変造・加工され、

（5）特にこの変造・加工は（この場合はレム期においてみられる）夢に著しく、置き換えや象徴化されるのが普通である。このことは外傷夢の無加工性と対照的である。

（6）主題や場面やストーリーが反復再現するが、全くの再現ではない。

（7）感覚性の強さは言語化された記憶を経由したもので、一般に時間とともにうすらぎ、質的にも変動を起こして、ある特異な情動すなわち「なつかしさ」を伴う。否定的内容の事件に対しても「けっきょく済んでほっとした」「よくやってこれたものだ」という肯定的結論の情動を伴うが、これもまた時間とともに現場感と切実さを失ってゆく。

（8）当初は個別感覚に基礎を置くが、次第に一般感覚的、さらに雰囲気的なものが前面に出てくる。

（9）昨日のごとく再現されることが絶対にないとはいわないが、それはきわめて稀であり、了解しうる状況においてである。たとえば若い日の恋人との予期しない再会。しかし、その場合でも特異な情動たとえば「ほろにがい甘さ」が加わっており、細部はしばしば状況に都合のよいように変造されている。

（10）大きな特徴は、先に挙げた「連続性」とともに「時間の霞」である。事件との時間的距離の感覚があり、それが

記憶をひとつの全体の中におさめている。時間性が成人型記憶の全体を覆っていて、外傷性記憶の時間停止と対照的である。

理解を助けるために付言すれば、私たちは睡眠後、覚醒した時に時間の経過を感じている。「たっぷり眠ったな、八時間は寝たな」というふうに。朝だと思って目覚めたら夜中だった場合でも、「じゅうぶん眠った感じがしたのに間違っていた」と感じ、考える。これに対して、全身麻酔下では時間経過感覚はゼロである。二時間の麻酔も十二時間の麻酔も同じであり、無影灯が頭上に点灯された時の次は回復室での覚醒である。数十、数百日の植物状態から覚醒した人の証言も全く同様である。睡眠経過感覚の有無は、健康な時間経過感覚の有無であり、それが存在することは睡眠中も私たちが生きていることを、事後的にであるが、証しするものである。

## 五、外傷性記憶と幼児期記憶

外傷性記憶はそこだけ時間が停止している。それは記憶の総体の中におさまっていない。整形外科の言葉でいえば、「腐骨化 (sequestrization)」がなされているのである。

成人の記憶は、現在との(主観的)時間的距離によって一体性を帯び、統合されている。この一体性はカイロス的(現在中心的‐同心円的) およびクロノス的 (暦時間的‐時間の矢的) 二重構造を持っている。したがって、(1) 生きてゆくことは過去の事件に影響し、全体の中でその比重を変える。たとえば、生死を賭けた恋も老年から振り返れば一挿話に過ぎなくなる。逆に些細であった出来事が後年の出会いによって大きな意味を帯びてくる。人生は多くの思いがけないことから成り立っているが、それによって過去は「変わる」のである。これは外傷性記憶の不変性と対照的である。

(2)時とともに過去の事件の現在からの暦時間の差は減少し、次第に同時性を帯びてくる。英国の作家E・M・フォースターが八十九歳の時語ったという「歳をとると記憶は一枚の絵に近づく」(鶴見俊輔氏の直話による)とはこのことである。

この「一枚の絵」への道程は、記憶が時とともに縦並びから横並びに変わってゆくことであるが、それだけではない。

暦時間的な遠近法に代わって、現在からみたダイナミックな(変動してやまない)遠近法が前面に出てくる。エピグラフに用いたヴァレリーの『カイエ』の言葉にしても、彼の心をさいなむものは、言葉さえ交さなかった十歳年長のロヴィラ夫人への二十歳の時の片思いであって、その後に性を初体験した曲馬団の女性やその他リストに載っている女性たちではない。

また、文脈依存性が年令とともに強くなってくる。実際、人生の後半においては、想起は次第に意識的に索引を介して行われるようになる。「あそこであああいう形で会った人」「こんな顔つきで」「たしか姓の初めの字が山だった」などと想起に苦悶するのが日常化してくる。このように痴呆に陥ってゆく場合、あるところまでは、索引のネットワークすなわち文脈組織体は残存しているのではなかろうか。実際、初期の老人性痴呆においては家族内のコミュニケーション障害は一般社会の場面での障害に比べて格段に軽い。それは家族が大量の索引ネットワーク(文脈組織体)を共有しているからである。「あれが」「ああ、あれね」式の会話で充分なことが多いからである。

老化とは、命題記憶の本体に比して相対的に「索引」が想起しやすくなることである。いいかえれば文脈組織体は、ルースになりはしても、残る。進んだ老人性痴呆患者でも、小学唱歌などをきいて再び文脈組織体が活性化し、生き生きとした表情で思いがけない記憶を語ることがみられる。

一般記憶すなわち命題記憶などは文脈組織体という深い海に浮ぶ船、その中を泳ぐ魚にすぎないかもしれない。

ところが、外傷性記憶とは、文脈組織体の中に組み込まれない異物であるから外傷性記憶なのである。幼児型記憶もまた――。

幼児型記憶と成人型記憶との間の中間型として、たとえば、マルセル・プルーストの小説の記す記憶はどうであろうか。石段の凹みの踏みごこちが幼年時代のある時点の全記憶を想起させる。しかし、これは、すでに索引の完備した記憶であるから成人型記憶に属する。

索引の多さはその人の生の豊かさと関連する。ここで、私が十年前にわけたように(現前している、あるいはつねに控え室にいる)記憶と(貯蔵されているが現前していない)メタ記憶とを区別するのが便利である。外傷性記憶はフラッシュバックとして現前してくると同時に、幼児型メタ記憶としてもっとも深く潜在し、幼児型の特性として文脈を持たず、したがって索引の乏しい記憶である(催眠によって喚起された記憶は法廷においてはもちろん、心理学においてもその客観的真実性が現在もホットな問題になっている)。

幼児型記憶と成人型記憶との間には、幼児型言語と成人型言語との差と並行した深い溝がある。それは、幼虫(ラルヴァ)と成虫(イマーゴ)との差に比することができる。エディプス期はサナギの時期に比することができる。

## 六、幼児型記憶

私たちは成人文法性成立以前の記憶には直接に触れることができない。本人にとっても、成人文法性成立以前の自己史はその後の伝聞や状況証拠によって再構成されたものである。それは個人の「考古学」によって探索される「個人的先史時代」である。縄文時代の人間の生活や感情は推量するしかない。これに対して成人文法性成立以後は個人の「歴史時代」である。過去の自己像に私たちは感情移入することができる。

たしかに、現在からみた過去の自己像は、それが現在であった時の自己像ではありえない。つねに現在との関連によって、その重要性も文脈も内容さえも変化をこうむっている。生きるとはライプニッツの言葉を借りれば「過去を担い未来をはらむ」現在を生きることであり、記憶もつねに現在との緊張関係においてある。

それは個人史も社会・民族・国家の歴史も同じことである。すなわち、人間集団の歴史的事実もたえず評価が変わり、事実も評価の変化をとおして代わってゆく。ある事象はそもそも書かれなくなり、忘却のかなたに去る。長い間、ささやかな挿話にすぎなかった事象が重大な意味を帯び、その観点から調査されてディテイルがくっきりしてくる。それは事実自体も不動ではないということである。

もう一つは、非常に多くの記憶が消滅している。個人史においても世界史においても、いたるところに空隙があり、消失がある。記憶されているのはごく一部にすぎないのがいつわらぬ事実である。しかも、個人も人間集団も、その歴史の連続性を疑わない。少なくとも個人においては三歳以後の人生が連続しているという感覚がある。これを「自己史連続感覚」と名づけよう。

自己史連続感覚は多くの忘却や空隙にもかかわらずゆるがない。したがって時間喪失や逆行性健忘が外傷性障害において苦痛や困惑をともなって意識に長く「外傷的」に記憶されるのは一見ふしぎである。

「正常な時間喪失」や「正常な健忘」が異常なそれらよりも圧倒的に多量であるはずなのに、自己史連続感覚がゆるがないのはなぜであろうか。

二歳半から三歳半までに成立するものは成人文法性だけではない。それはより大きなものの一部分にすぎない。ここで成立するものは何であろうか。

私たちは、ここで成立する事態に、①成人文法性、②三者関係の理解（エディプス葛藤はその一例にすぎない）、③自己史連続感覚の成立、の三つを挙げることができる。

三者関係の理解に端的に現れているものは、その文脈性（contextuality）である。三者関係においては、事態はつねに相対的であり、三角測量に似て、他の二者との関係において定まる。これが三者関係の文脈依存性である。
これに対して二者関係においては、一方が正しければ他方は誤っている。一方が善であれば他方は悪である。
ここでは、現象的には二者の関係であっても、目に見えない第三者すなわち社会(世間)が背景として厳存する場合は三者関係とする。したがって四者以上も三者関係に含まれる。私のいう二者関係とは「文脈以前の二者関係」あるいは絶対的二者関係と呼んでもよかろう。バリントが「基底欠損患者」について「独特な二者関係」と呼んだものである[1]。このタイプの患者の一例に「境界例」を挙げてよいであろう。「境界例」性には、治療者や家族・友人らが身を以て味わうように、些細な遅刻をも重大な裏切りをも同じ強度で感受し、同様に烈しく糾弾するということがある。

バリントはいみじくも、境界例患者を含む「基底欠損」患者は「通常の成人言語(common adult language)」を理解しないと述べている。臨床的には、文字通りの幼児語に戻るわけではなく、妥当な文脈性(前後関係)を失った形で成人言語を使用するためにさまざまな混乱が生じるのである。成人文法性以前への復帰ではないが成人文法性の大きな障害ということはできる。それは妥当な文脈性の喪失であり、それは自己史連続感覚の障害につながる。事実、自己史は単調な反復、一種の永劫回帰としか感じられていないのではないか。

幼児型記憶が成人になってからどのような形で残存しているかをもう一度眺め直してみたい。

私の気づいた相違の大きなものは一点である。幼児型記憶が成人型記憶の成立した以後にどのような形で残っているであろうか。断片的で、自己史連続体に編入できないことをはじめ、多くの点で外傷性記憶と似ているけれども、内容それ自体はおおむね取るに足りないものである。この点だけは外傷性記憶の強烈さと対照的である。

私は、長らく、一見取るに足りない内容の背後に大きな意味が隠されていると考えてきた。しかし、そういう場合もあるかもしれないが、大部分はほんとうに取るに足りないのではないかというほうに考えを改めた。私自身の幼児型記憶はすべて取るに足りないものばかりである。その間に強い情動を伴うはずの事態が起きているにもかかわらず、そのほうは全く記憶にないのである。

それはどういうことであろうか。

私は、二歳半から三歳半のクリティカルな時期において幼児型記憶が消去されるという仮説を立てる。

この消去が必要なのは、文脈依存的な成人文法性、三者関係、自己史連続感覚の成立のために邪魔になり、両立しないからであると私は考える。ただ、その記憶機制は残り、非常事態においては顕在化し、突出してくる。それが外傷性記憶であると考える。

## 七、外傷性記憶の起源についての仮説

外傷性記憶の特性は、その個体の未熟性によるものと考えるのは、いささか単純に過ぎると私は思う。

人類は、他の類人猿に比して、発情期を欠き、いつでも性交・妊娠が可能であり、たとえばボノボの産児間隔の六・八年に比して、産児制限を宗教的に禁じている集団の調査において示されているように一・八年という短い産児間隔を持ちうる。人類は、生存戦略として多産多死型（タカ型に対してスズメ型）であり、これは人類がかつては食物連鎖の頂点になく、狩られる存在であったことを示唆する。

この最近の仮説があろうとなかろうと、人類個体は絶えず、他動物あるいは人類他集団の襲撃を恐れる存在であったと想定してよかろう。

たとえば、オオカミに襲われて辛うじて逃れた個体に、オオカミのあんぐりと開いた大きな口の想起がしばしばフラッシュバックとして起こるならば、この個体は、そうでない個体に比べて生存率が高いであろう。オオカミと遭遇した場所を自然に回避する傾向を持つ個体は、やはりそうでない個体に比して生存率が高いであろう。

外傷性障害の多くは、闘争か逃走か凍結かをはじめ、過剰覚醒と麻痺の交代など、哺乳類・鳥類などに共通なもの

が多いが、外傷性記憶もその例に漏れない。

人類が成人型記憶と成人型言語を獲得した後にも、外傷性記憶のほうが、さしせまった危機に際しては警告性が直接的、瞬間的で、効率において勝るために、外傷性記憶は適応的として現在まで生き残ったと私は考える。

これは、不可避的運命を受け入れるための解離性機構と並んで、人類の作りつけの装置である。解離性機構について、私は最近、猛獣狩りを趣味とする人からライオンに食べられかけた人の体験談を聞くことができた。彼は、危ういところで仲間がライオンを射殺して、ライオンの口から重症を負って救い出されたのだが、当人の談によれば、むしろ、恍惚として快感に近く、また体外離脱体験が生じてきて、食べられている自分をひとごとのように眺めていたそうである。

これは、話してくれた者自身の体験でないが、さらに最近、私は本質的に類似の場合の直接の観察をすることができた。それは、直腸癌のインフォームド・コンセントの場であった。外科医は癌の悪性度、侵潤度、手術法、麻酔法、そして術中死に至るまで、ありとあらゆる不吉な可能性を外科の詳細な講義のように語った。七五歳の患者は、すでに癌を経験しており、日ごろ、癌恐怖が甚だしいものであった。私は近親者として医師の身分を最初は明かさずに聞いていた。彼女は、何と私に向って「ひとごとみたいだわ。どうしたんでしょう」と語りかけた。多くの者は覚悟を定めたととったであろうが、それが解離の一種としての離人症であることは明らかであった。再手術が必要となった時、彼女は恐怖のあまり、私に「きいといてね」と言い、すべての決定を私に委ねたのであった。

ジュディス・L・ハーマンは『心的外傷と回復』の増補部分において、解離を防衛機制として高く評価しすぎたと反省し、解離はレイピストの行為を容易にするという面をも持っていると記している[2]。生の過酷さを端的に示す以上の二例を念頭におけば、生の戦略は、優先順位を生命の保全のほうにおき、耐えがたい時間をやり過ごすために解離を呼び出し、警告のために外傷性（幼児性）記憶装置の非常出動を指示したということができるかもしれない。ハーマン（『心的外傷と回復』増補版）の引くファン・デア・コルクらの仕事によれば、ケタミンという化学物質はＰＴＳＤ症状をすっかり一揃い人工的に作りだすが、しかし、被験者は恐怖だけは感じないという。ＰＴＳＤ症状は恐怖に対する単なる反応でなく、少なくとも一部は対応システムである可能性がある。

そもそも幼児型記憶は警告の意味を持っているものである。その形式は命題以前の端的な光景記憶型ではないか。「落石注意」の文字でなく端的に「落石の絵」である。その際に強烈な情動を伴っている。このほうが幼児にとっては効率的である。いや命題記憶の基盤である成人文法性の成立以前にあっては、こうでなくてはならない。

成人文法性の成立は、世界の整合性と因果性とを前提としている。この文脈において危険を理解するものである。もう一つの型の幼児の記憶は母親に抱かれている温かい記憶であるが、これは漠然とした共感覚であろう。前者が個体保存に関するものだとすれば、後者は種族保存に関係していよう。チンパンジーの実験によれば、乳児の時にやわらかく温かいものに接しなかった個体は成体となって性交ができないのである。

おそらく、生存がせいいっぱいであった初期の人類にあっては、記憶とは主として「目の前にないものに対する警告」の機能であったと私は考える。聴覚が視覚の盲点を補う警戒機能として出発し、言語的コミュニケーションの道具に転用されたのと同じく、記憶もやがて言語と密接な関連を持つようになり、文化を担うようになったと私は考える。

幼児型記憶のままに発達すれば、記憶の総体は整理されていない写真帖のようなものにとどまり、三者関係を基礎とする人間文化に参画することができないであろう。

理念的にいえば、外傷性記憶の治療は、最初に挙げた外傷性記憶の十条件を、成人型記憶の十条件に変えることであるが、そういうことは可能であろうか。目標は決して外傷性記憶の消去ではない。もし、記憶を消去する薬物なり心理的操作法が開発されれば、それは容易にファシズムに利用されるであろう。外傷性記憶の治療戦略は、人間の尊厳を損なわない形でなければならない。その前提の下に、まず、その有害性を減らし、ついで、次第に、成人型記憶に換えてゆくことであるが、外傷性記憶の治療は、あくまで外傷性障害の治療の一部であり、そういうものとして、外傷性障害の回復に良循環を生むものでなければならない。

外傷性記憶を成人型の自己史連続感覚の組織の中に統合することがはたして現実にできるであろうか。妄想を自己史連続感覚に統合することは不可能である。妄想や幻覚は消失の直前に夢に入ることを患者は時に報告する。外傷性記憶は容易に夢に入るが、夢作業によって消化されず、異物のままである。

間接的アプローチを考える必要がある。まず文脈組織体の健常化が重要であろう。そのためにはやわらかにエピソード記憶に触れる治療であることが望ましく、アートセラピーその他の、イメージが関与する治療が考えられる。

## 八、外傷性記憶の治療

外傷性記憶の治療は、それが急性例か慢性例か、また顕在性か伏在性かによって大きく分かれる。伏在性記憶の多くは、事件と症状との距離が大きいのがふつうであり、しばしば事件の事実性が問題になる。また、私の事例は、性的でないいじめなどの虐待、震災後体験、分裂病患者の外傷体験が主であって、戦闘帰還兵やレイプの例はない。ちなみに、ベトナム戦闘帰還兵は外傷性障害研究としての最悪の対象だというヤングの批判がある。(3) 彼は災害直後の新鮮症例研究を推奨するが、それは単純明快性の観点では肯定できても臨床家はそれだけを相手にしておればすむものではない。また詳細は拙論「トラウマとその治療戦略」(『日本臨床心理会報』22号)に大きくゆずる。

治療のためにはまず診断が問題になる。PTSDが精神科障害の中で唯一つ偏見の対象になっておらず、むしろ自他の被害者意識に訴える病名であるにもかかわらず、診断は決してやさしくない。

その主な理由を挙げる。
(1) しばしば患者にとって語りたくない体験である。たとえば、ライオンに食べられそこねた体験を吹聴してまわる者はＰＴＳＤ患者ではなく、その体験の真実性さえ疑わしい。まず、恥の意識がある。外傷体験はそれ自体が屈辱体験である。さらに「おめおめと生きのびた」意識は、辱められる恐れにも、「生存者罪悪感」を初めとする罪の意識にも通じる。それは抑鬱感情にもつながり、心気症にもつながる。したがって誤診、誤判断は多いが、患者はしばしば、誤診に長期間甘んじ、改善をみないのに忠実な通院者となる。これは病んでいるという事実と、暴露されたくないという意向との妥協形成かもしれない。誤診の病名の中には統合失調症さえ含まれる。

（2）伝統的な医学は基本的な外傷症状を問診項目から外している。フラッシュバックを聞く精神科医、臨床心理士は例外的である。したがって、私の狭い経験であるが、医師は次のような場合に、外傷の可能性を考慮してもよいのではないかと私は思う。特に薬物があまり効かない。ＰＴＳＤ水準の症状の他に、①方々でさまざまな診断と治療を受け、診断がしっくりせず、治療が有効でない。特に薬物があまり効かない。②症状の加工がない。幻聴の場合には、かつての虐待者の声がその生々しさを保ったままでなぜか頭の中に響く（統合失調症では今、虐待者が語りかけているのであり、彼はしばしば無名で、声は次第に単調な反復になる）。③表情が金属のように硬い（たとえばレイプ患者、小児虐待患者の「フローズン・ウォッチフルネス」）。いっぽう、訴えが条理が通っているけれども核心に触れていないか、知性化、昇華、離人感のような「距離を置く」防衛機制を想定させる。④身体的訴えに「外傷的」特徴がある。一例として「胸が斜めに斬られる」「前と後ろから斬られている感じ」という胸部の訴え。⑤羞恥感と治療者に対する侵入的態度との共存。⑥バウムテストにおいて患者の社会的言動水準に相応しない樹木像、特に刃物を思わせる樹冠や枝が現れた場合。

しかし、これらはおぼろげな手掛かりにすぎない。多くの追加がありうるであろうし、また、例外もある。治療者には、患者の中に土足で踏み込む感じに対する躊躇もある。これは正しい躊躇である。すでに喪の作業が行われつつあるかもしれず、治療がその流れを乱す可能性もある。ハーマンのような戦闘的治療者さえ、最近は外傷の自然治癒力の発現に学ぼうと、ボズニアなどでの残虐行為後の自己回復の関与的観察に比重を移しつつある。私の外傷性患者は、縁があってというか偶然に出会った人がほとんどである。少数の例であるが、私は「誘発線法」を併用することによって、約半年でフラッシュバックの消失と生活の健常化をもたらすことができた。しかし、それはちょうど機が熟していたからかもしれず、それ以前の受け入れ段階での信頼関係が重要だったかもしれない。一般に発病は単一要因で説明できてても、回復は全体として肉が盛り上がるようなもので、単一要因に帰するのには慎重でなければなるまい。

なお、誘発線法の特徴は、健康な平凡さを統合失調症患者からも引き出すところにあるが、外傷患者においてだけは、血なまぐさい反応が初期に多く、それも実に生々しいので、治療者がこれに耐えるのには相当の気力が必要なぐらいである。しかし何とか耐えていると、反応は、他への攻撃性から、自己の攻撃性や怒りの自覚、ユーモア、時には口唇的なものに向かうので、患者が大きく動揺しない限り、早々と放棄しないほうがよい場合が少なくない。

私は外傷患者とわかった際には、①症状は精神病や神経症の症状が消えるようには消えないこと、②外傷以前に戻るということが外傷神経症の治癒ではないこと、それは過去の歴史を消せないのと同じことであり、かりに記憶を機械的に消去する方法が生じればファシズムなどに悪用される可能性があること、③しかし、症状の間隔が間遠になり、その衝撃力が減り、内容が恐ろしいものから退屈、矮小、滑稽なものになってきて、事件の人生における比重が減って、不愉快な一つのエピソードになってゆくなら、それは成功である。これが外傷神経症の治り方である。④今後の人生をいかに生きるかが、回復のために重要である。⑤薬物は多少の助けになるかもしれない(私は昼間にはクロミプラミン、夜間にはエチゾラム、不安恐怖にはアルプラゾラム、悪夢にはクロキサゾラムを使っていたが、まだ試みに過ぎない。ただし、クロミプラミンは米国で使っている抗うつ剤よりもよく、ひょっとするとフラッシュバックを防ぎ、クロキサゾラムは国産のため世界に知られていないが、悪夢を和らげる力を持つ唯一の薬ではないかと私は思う。フルボキサミンも試みる価値がある。ただし、これらは試みの域を出ない)。以上が、外傷としての初診の際に告げることである。

初期に信頼関係が確立すれば、外傷関連のアートセラピーに移り、次第に外傷を語るようになる。しかし、これはあくまで患者がつむぐ語りであって、治療者は動じない静かな聞き手にとどまるのがよい。外傷の全貌を性急に聞くことは、しばしば患者に行動化を起こさせる。好奇心が禁物なのは治療者としていうまでもないが、しかし、私たちは精神病や神経症に対しては、この禁忌の用意が出来ていても、外傷の語りはしばしば下世話な部分を含むので、私たちは改めて禁忌に対する心の準備をし直さなければならないのではないか。

行動化は治療の山場に多く、しばしばプラスの要因が隠れている。私たちは、外傷の再演に繋がるような支配的・権威的態度を慎むのはもちろん、行動化が外傷の再演か除反応か、あるいは積極的な人生を求めてか、あるいはさらに別の可能性をも考えるべきである。すなわち、「良性の行動化」と「悪性の行動化」とを分けて考えるべきである。治療のヤマ場の直後に患者がカゼなどを引くことをはじめ事故を起こしやすいことがある。その可能性を告げておくほうがよい。最後は、淡々とあって、いつか患者が来なくなるという形をとることが、望ましいのではないかと私は思う。治療者を「フる」ほうが、治療者に（たとえ終結宣言によってでも）「フラレる」よりもよいと私は思う。

極めて印象的な事例を挙げて、この報告を終えたい。もう十余年の過去である。

患者は三十歳代に入ったばかりであったかと思う。マスコミ関係の技術者の男性であった。彼は当時は選ばれて米国に支局を開設するべく渡航した。しかし、二週間後、暴漢に襲われて頭部を含む全身を打撲し、病院に収容された。彼は治療中に失明を訴え、米国の神経科医の（当時の）精密検査によって「心因性盲」と診断され、夫人に伴われて送還された。日本の神経内科医の診断も同じであって、私の外来に紹介された。

数年にわたる外来治療において、私は田嶌誠一氏の「壺イメージ法」(4)を一貫して用いた。晴眼者にはありえないようなハイパーリアルな鮮明性を持った世界が出てきた。涼しい木陰のテーブルと椅子、海辺、米国らしい室内、米国の都市――舞台は主にこの四つであったが、そこに展開した物語は数百ページを越える。彼は規則正しく通ってきた。その間、彼は失明者としての自己規定のもとにさまざまな訓練を受け、当時最新の指先読書技術をもマスターした。彼は英語塾を夫婦で開く計画を立てた。

ある時、彼はぱたりと来なくなった。そして、再び現れた時、来ない間には消化管に無数の潰瘍ができて下血がひどく、医師も首をひねり、生死の間をさまよっていたが、急に治ったので来たと告げた。下血が始まったのは一九八八年九月であり、終わったのは一九八九年一月十日前後だったという。私は、昭和天皇の下血とともに始まり、その逝去とともに終わったことに驚いて、そのことを告げたが、患者はさほどの感動を表さなかった。以来十数年、彼は塾を経営し、私とは年賀状を交換する関係である。

彼は、剣道部員で、英語と米国を好み、天皇には好感を持ち、さわやかな好青年であって、ややうつむきがちに話すほかには暗い影は見られなかった。はたして、その親米を裏切られた失望ゆえの心因性盲かと私はいぶかっていた。その考えは単純すぎるように思えた。

そこで私は〝十五年戦争〟との関係を聞いた。彼の一家は旧満州国の一地方の職員であった。一九四五年、ソ連軍が侵入を開始した時、その地の在留邦人は一団となって迫るソ連軍をたくみに避けながら南下を開始した。その地域は森と草原から成っていた。団長は泣き声によってソ連軍に発見されないために、昼間は幼児を草むらに放置して運命に委ね、大人は森に潜んだ。夜になると、大人は幼児を回収し、一団となって夜道を辿った。結局、団長のリーダーシップによって団員は一人残らず生還した。当時、患者は三歳前後であった。

患者にはまったくその記憶はなかった。このことを患者が知ったのは、小学校六年生の時、担任の教師が、父母に戦争体験を書いてきてもらうことを依頼し、彼の親の手記が学級の文集に載った時であった。しかし、記憶は全く蘇らなかったし、特に感情も動かなかったという。昭和天皇に特に関心を持ったことも、天皇を恨んだこともなかったという。

これが非常に稀有な偶然でないとしたら、私のいうメタ記憶の深淵に原記憶があまりに深く封じ込められているのだろうか。天皇や戦争を恨み、あるいは憎んだならば、このような生死の境を彷徨う心身症は起こさなかったであろう。さりとて、天皇に同一視するあまりの片想い的二人心身症とでもいうべき状態に陥ったという説明もできすぎのように思える。三歳の彼が、そもそも天皇をはじめ、当時の戦争を全体的に理解していたということも考えにくい。幼児の彼は、父母との見捨てられ体験と拾われ体験とを理由もわからず毎日繰り返すという稀有な何日かを持ったとしかいえない。そして、三歳児である彼には、理由はわからないながら、父母は彼が憎くて見捨てるのではないことがうすうす分かっていたであろうし、何人かの同年配の幼小児が共にいたであろう。そういうことがあって彼の無意識が、文字通り、血を流し、しかし、生還したということしか、私にはいうことができない。

私がこの事例をあえて記すゆえんは、一般に遠い事件の記憶と症状との結びつきに対する懐疑が次第に力を得ているからである。また、外傷がいかに意外な現れ方をするかの、またとない例だからである。なお私はこの事例をじゅうぶん理解しているとはいえない。心因性の失明についてはよくわからないところがある。そして、私は、一度も視力が回復したかどうかを尋ねなかった。今も私はそのことを知らない。私は、この点に関してはドロン・ゲームにすることがもっとも社会的副作用の少ない解決であることを最初から意識していた。しかし、腸出血による大団円は予想もしなかった。

## 追記

（一）ＥＭＤＲについては、私自身は資格がないので何ともいうことができない。私の質問への故・安克昌の答えでは、治療の仕上げの時期に行うのがもっとも適切であろうとのことであった（文責は筆者）。この方法を治療関係の中でどのように位置づければよいのか、私には断定できない。眼球振盪は脳幹から前頭葉までが関与する多重決定的なものと、かつてこれを専門とする眼科医に教わった。これが正しいとすれば、「脳の脊柱矯正術」のような意味があるのであろうか。

（二）長期にわたる外傷患者で治療終了後あるいは治療途中に一種のストーカー的行為をひそかに行う人があることを知った。たとえば、治療への紹介者への時刻を問わない頻繁な電話、治療者への一日数通の手紙などである。これは忘れることが外傷患者の最大の危機であるというフランクリンの原則の慢性外傷患者版であろうか。

## 註

（1）Michael Balint, *The Basic Fault : Therapeutic Aspects of Regression*, Tavistock Publications, 1968. マイクル・バリント『治療論からみた退行——基底欠損の精神分析』、中井久夫訳、金剛出版、一九七八年。

（2）Judith Lewis Herman, *Trauma and Recovery*, Basic Books, A Division of Harper-Collins Publishers, New York, 1992/1997. ジュディス・H・ハーマン『心的外傷と回復』中井久夫訳、みすず書房、一九九六／一九九九年。

（3）Allan Young, *The Harmony of Illusions : Inventing Post-Traumatic Stress Disorder*, Princeton U.P., 1994. アラン・ヤング『ＰＴＳＤの医療人類学』中井久夫訳、みすず書房、二〇〇一年。特にその第四章。

（4）田嶌誠一編著『壺イメージ療法——その生いたちと事例研究』創元社、一九八七年。

# トラウマの記憶とプレイセラピー

西澤　哲

## はじめに

本稿の目的は、虐待などのトラウマ性の体験を子どもがどのように記憶し、その記憶がプレイセラピーのプロセスにどのような形で現れるのか、さらには、プレイセラピーという枠組みにおいてそうした記憶をどのように扱っていけばいいのかについて検討することである。この目的のため、まずは記憶に関する最近の議論から、行動記憶と言語的記憶の違いについて検討し、虐待体験の記憶の特徴についての検討を試みる。そのうえで、トラウマ性の行動記憶に焦点をあてて展開するポストトラウマティック・プレイセラピーのモデルを提示し、最後に、このモデルに従って事例の検討を行う。

# 一、子どもの記憶の発達

子どもの頃の記憶の発達に関する論議において、ピルマーとホワイトは平行的で「機能的に分離した」ふたつの記憶システムの存在を指摘している。(1) ひとつは、視覚的イメージ、情緒、および行動を中心とした行動記憶システム（behavioral memory system）であり、このシステムは生後およそ三歳頃まで優勢であるとされている。こうした行動記憶システムの発達的研究は、乳幼児期の遊びの観察を中心に行われてきている。たとえば、フィヴッシュとハモンドは、二〜三歳の幼児の遊びの再現性を観察し、この年齢の子どもは新規な遊びの内容に関するかなり安定した行動記憶を保持しているという結果を示している。(2)

こうした行動記憶システムよりも後期になって発達する今ひとつの記憶システムは、叙述的個人的記憶システム（narrative personal memory system）とよばれ、おおよそ三歳頃から発達すると考えられている。この記憶システムの発達の背景には、言語の獲得にともなって生じる「発達的シフト」がある。言語獲得とそれに随伴する認知的発達によって、子どもの社会的なコミュニケーションの技術は質的に変化する。その際、個人的な言語記憶が、社会的コミュニケーションの媒体となる。その結果、過去についての「社会的に共有される記憶」が蓄積され、それが自伝的記憶（autobiographical memory）の基礎となる。(3) その後、自然な発達のプロセスにおいて、叙述的自伝的記憶が次第に優勢となっていくと考えられる。

このように、年齢を経るにしたがって、次第に叙述的自伝的記憶システムが記憶の中心となっていくが、とはいえ行動記憶システムが消滅するわけではなく、両システムともに成人期にあってもその機能は維持されると考えられている。

また、このふたつのシステムは機能的な自律性を持っているがため、行動記憶システム内に存在する内容に対して、なんらかの強い刺激や圧力がはたらかない限り、自然に叙述的記憶システムがアクセスできるわけではない。

記憶システムに関するこうした研究を見る限り、幼少期から成人期にかけての記憶は、行動記憶および叙述的自伝的記憶の両システムに、比較的独立したものとして貯蔵されており、年齢が幼いほど、行動記憶の占める割合が大きいと考えることができる。

## 二、子どものトラウマ性の出来事の記憶

では、子どもの頃のトラウマ性の出来事に関する記憶は、どのように保持されるのだろうか。

この領域における知見は、一九七六年にカリフォルニア州チョウチラで発生したスクールバスのハイジャック事件に関するレノア・テアの一連の研究に負うところが大きい。この事件では、二六人の子どもたちが誘拐され、山中に埋め込まれたトラック・トレーラーの中に閉じ込められて暗闇の中で一夜を過ごしたが（子どもたちは「大きな穴に生き埋めにされた」と考え死の恐怖にさらされた）、テアはそのうち二三人について、精神医学的観点からのフォローアップを行った。(4)

この出来事に由来する「症状」の大半は、事件についての叙述的記憶として現れた。ほとんどの子どもは、将来に起こるかもしれないトラウマティックな出来事への強烈な恐怖や、そうした出来事が起こる兆候もしくは「予兆」(omen) に対する過敏性を言葉で述べている。トラウマ性の出来事が言語的あるいは叙述的記憶として保持されていたことには、おそらく年齢の要因が関係しているのであろう。つまり、事件に巻き込まれた子どもの大半が小学生もしくは中学生であったため、彼らはトラウマ性の出来事を叙述的記憶として述べることができたと考えられる。一方で、

事件に関する記憶は、行動記憶としても保持されていた。テアの報告によれば、彼らの示す一連の遊びに、事件の影響が顕著に観察されたのである。テアは、こうした遊びをポストトラウマティック・プレイ（posttraumatic play）と呼んでいる。[5] つまり、トラウマ性の出来事は、言語的・叙述的記憶システムと行動記憶システムの双方によって保持されていたということになる。

さらに、テアのその後のフォローアップ研究によって、ふたつの記憶システムの関係に関する重要な示唆が得られた。[6] 叙述的記憶に見られる事件のトラウマ性の影響は、時間の経過にともなって減少する傾向がある一方で、再現性の行動、視覚的イメージ、あるいは感情状態を中心とした行動記憶においては、その影響が顕著に観察され続けたのである。子どもたちは、自発的なポストトラウマティック・プレイにおいて、誘拐され生き埋めにされるという一連のテーマとしてトラウマ性の体験を繰り返し表現し続けたのだ。

さらに、テアは、トラウマとなった出来事の記憶と年齢の問題を扱っている。[7] この研究において、彼女は、五歳以前にトラウマ性の出来事（性的虐待、誘拐、重大な事故など）を体験した二〇人の子どものカルテをレヴューし、トラウマの記憶がふたつのタイプに大別されることを見出した。二歳四ヵ月から三歳の間にトラウマとなりうる体験をした子どもたちは、トラウマとなった出来事を遊びで表現するポストトラウマティック・プレイを示す傾向があった。また、頻繁な行動的再現（たとえば日常的な対人的行動でトラウマ性の出来事を再現する）に由来すると考えられる性格の変化を呈する子どももいた。このように、三歳以下の子どもたちはトラウマ性の体験を主として行動記憶として保持する傾向があると考えられた。

今ひとつの記憶のタイプは、二歳四ヵ月から三歳以降になってトラウマとなりうる出来事に遭遇した子どもたちに特徴的に見られている。この年齢段階の子どもたちは、その出来事を、より幼い年齢の子どもと同様に行動記憶として保持している一方で、その内容を言語的に、つまり叙述的記憶として表現することが可能であった。このように、テアの研究は、幼い子どもたちはトラウマ性の出来事を主として行動記憶の形態で保持していること、子どもの年齢が上がるにしたがってトラウマ性の体験を叙述的自伝的記憶として報告することが次第に可能になってくることを示したのである。

行動記憶の優位性に関する同様の示唆は、ハウ、カーリッジ、ピーターソンにも見られる。(8) 彼らは、骨折や裂傷を負って救急処置室に搬送された一歳六ヵ月から五歳六ヵ月の子どもたち二五人を対象として調査を実施した。負傷の当日に、傷害を負うに至った出来事についての彼らの記憶のアセスメントを実施し、約六ヵ月後に再び同様のアセスメントを行った。その結果、一歳六ヵ月程度の幼い子どもの場合には、受傷の経過に関する記憶を言語的に述べることはできなかったが、そのトラウマ性の出来事を行動記憶として示すことが明らかとなった。また、言語記憶の正確さには年齢の要因が関連していた。つまり、年齢の高い子どもの言語記憶のほうが、幼い子どものそれよりもより正確であったのだ。二歳六ヵ月以上の子どもの言語記憶は、周辺的な事柄に関する記憶は失われるもののトラウマとなった出来事の中心的な要素についてはかなり正確に保持されていた。一方で、年齢の低い子どもの場合、言語記憶は断片的なものとしてしか保持されない傾向があった。

> これらの観察から、虐待を受けた子どもの記憶について、その出来事の周辺的な要素は時間の経過とともに消失してしまう可能性があるものの、自分の身に起こった出来事の中心的な要素に関しては保持されるという一般的な見解が支持されたといえる。(9)

ハウらは、自伝的記憶の発達という観点からこの結果を理解している。彼らの見解では、自伝的記憶の発達は、生後十八ヵ月から三十ヵ月にかけて生じる言語獲得と自己感覚の発達というふたつの先行要件の結果として生じるとされる。幼い子どもの場合、トラウマとなった出来事についての記憶は、行動記憶もしくは断片的な言語記憶として保持されるのに対して、生後二四ヵ月以上のより年齢の高い子どもの場合には、行動記憶および言語的自伝的記憶として保持されると考えられる。このように、彼らの見解も、年齢の低い子における行動記憶の優位性を支持していると言えよう。

また、バージェス、ハートマン、ベイカーは、性的虐待を経験した子どもたち二二人を、五年から十年のインターバルでフォローした結果を報告している[10]。被害時の子どもたちの年齢は全員五歳以下で、大半は三歳以下であった。彼らは保育所などの家庭以外の場面で慢性的な性的虐待の被害を受けており、また、身体的虐待や心理的虐待もあわせて経験していた。

五年ないしは十年後のフォローアップにおいて、一三人（五九％）の子どもが、性的虐待についてほぼ完全な言語記憶を保持していたのに対して、三人（一四％）が完全な健忘を生じていた。この三人の子どもたちは、事件の立件を目的とした数年前の事情聴取ではかなり詳細に虐待の様子を述べていたにもかかわらず、フォローアップの時点でその記憶は完全に失われていた。また、部分的な健忘が生じていた子どもも六人（二七％）いた。このように、言語的・叙述的記憶にはやや不安定性が見られたのに対して、行動記憶（身体的、視覚的、行動的記憶）は基本的に安定していた。子どもたちに多く見られた身体的記憶としては、性器あるいは肛門の痛みや下腹部の不快感などの身体症状が顕著であった。明らかに虐待経験に関連したと思われる行動記憶として、ポストトラウマティック・プレイや対人関係における行動的再現などが観察された。また、被害から数年後に子どもが描いた性的虐待の場面の詳細な描画から、子どもの視覚的記憶の強烈さが窺われた。

バージェスらは、こうした身体的、視覚的、行動的記憶は、子どもが言語的・叙述的記憶を保持しているかどうかとは無関係に観察されたと報告しており、行動記憶システムの優位性をさらに支持する結果となった。

では、低年齢におけるトラウマ性の体験の行動記憶が実際にはどのような形で観察されるのだろうか。以下に、筆者が経験した子どもたちの様子を紹介する。

A子は、母親から身体的な虐待を受け、生後六ヵ月で母親から分離されて乳児院に措置され、その後、養護施設に入所した女の子である。生後六ヵ月以降、母親とは一度も会ったことがなく、母親や父親に関する言語記憶は一切ない。六歳時、赤ちゃん人形を用いたプレイセラピーにおいて、A子は人形の口の直前まで哺乳瓶の乳首を近づけるが、すぐにそれを引き離して喜ぶという一連の遊びを繰り返した。セラピストが、乳首が近づいたときに赤ちゃんの声で「キャッキャ」と喜び、また引き離されたときには「ギャー」と泣くと、大喜びをしながら喜々としてこのプレイに没頭するA子の様子が観察された。後に母方祖母に確認したところ、母親はA子に授乳するときにこのような「いじめ」を繰り返していたということが判明した。

B男は養護施設で生活している小学校二年生の男の子である。B男を担当するケアワーカーは彼のいわゆる「パニック」時の行動に頭を痛めていた。彼は、自分の欲求が満たされないとすぐに感情爆発を起こし、大暴れをした後に二階のベランダから腕二本でぶら下がるという行為を繰り返していたのである。興奮が収まった時点で彼にその行動の意味を問うと、彼は、「そうすると落ち着くんだ」と答えた。彼の言語記憶にはなかったことであるが、母親は彼が乳児の頃、夜鳴きが納まらないときには腕を持って二階の窓の外に吊り下げたとのことであった。母親いわく、「そうするとピタッと泣き止んだ」とのことであった。母親からの虐待を主訴として彼が施設に入所したのは一歳六ヵ月の頃で、こうした体験はそれ以前のことであった。

これらの二事例において、子どもたちは、〇〜二歳の乳幼児期に起こったトラウマ性の出来事を、言語的記憶のシステムでは保持していなかったものの、行動記憶システムにはその体験が刻み込まれており、それがプレイセラピーや日常場面での行動として再現されたのだと考えることができる。

こうした行動記憶の問題は、虐待を受けた子どもの心理的援助を考える場合に、非常に重要な意味を持つことになる。というのは、先述のテアやハウらの研究が示すように、言語記憶システムが組織化され始める二歳六ヵ月から三歳頃までは行動記憶が優位であると考えられるわけだが、子どもへの虐待という行為の多くは、この年齢段階もしくはそれ以前に発生しているからである。虐待を受けた子どもの心理療法などの援助において、子どものトラウマ性の体験を扱っていく必要があると考えるのなら、言語記憶システムよりも行動記憶システムへのアクセスにより重点をおく必要があると考えられる。

## 三、トラウマに焦点をあてたプレイセラピー

先述したように、特に低年齢で虐待を受けた子どもの場合、プレイセラピーなどの心理療法の枠組みにおいてその体験の行動記憶にアクセスし、扱っていく必要がある。筆者は、ジョンソンの回復モデル、ギルのポストトラウマティック・プレイセラピー (posttraumatic playtherapy)、そしてヴァン・デア・コルクのトラウマ記憶の変性に関する知見を参考にして、虐待を受けた子どものプレイセラピーのあり方を捉えている。

ジョンソンは、トラウマ体験からの回復を、再体験、解放、再統合の三つのプロセスで理解している。[11] このモデルでは、虐待などのトラウマ性の出来事を再体験しながらその体験当時の認知や感情などを解き放ち、そのプロセスを何度も繰り返すことによってトラウマ性の体験の自己への再統合がはかられることになる。

ギルは、虐待などのトラウマ体験が子どもの遊びの中で自発的に再現されるという、テアが観察したポストトラウマティック・プレイを治療的に活用するポストトラウマティック・プレイセラピー (posttraumatic playtherapy) を発展させている。[12] このプレイセラピーにおける再現は、前述のジョンソンの再体験および解放のプロセスにあたると考えら

れよう。

ヴァン・デア・コルクらは「トラウマを受けた人の多くは、未統合のトラウマ記憶の断片にとりつかれた状態に陥っている。……（中略）……この段階におけるセラピーは、こうしたトラウマ記憶を、非言語的なものや解離されたものを含めて、言葉が意味と形を有する二次的な精神的プロセス（secondary mental process）へと翻訳することを目的としたものとなる。そうすることで、トラウマ性の記憶が物語的記憶（narrative memory）へと変化するのだ」とし[13]、トラウマからの回復の本質をトラウマ性の記憶の変性に見ている。このトラウマ性の記憶から物語的記憶への変性は、ジョンソンの再統合のプロセスにあたると見ることができよう。

これらの知見に基づいて、筆者は、虐待を受けた子どものプレイセラピーを次のように位置づけている。

プレイという方法によって行動記憶システムに働きかけ、再体験と解放を促進することで、虐待という体験のトラウマ性（行動）記憶の情緒的負荷を低減させることにより、その体験の記憶を、一般的な過去の記憶としての物語記憶（narrative memory）あるいは個人史記憶（autobiographic memory）に再統合する。この作業を通して、いわばプレイ以前のプレイであるポストトラウマティック・プレイは、物語性のテーマを持った通常のプレイへと変性していく。

## 四、プレイセラピーにおけるトラウマ性の記憶の統合

今日のトラウマ学の知見では、トラウマからの回復とは、極論するなら、トラウマ性の記憶から物語記憶への統合であると捉えることが可能である[14]。では、前項で述べたプレイセラピーの経過において、トラウマ体験の記憶はどのように変化していくと考えられるのだろうか。

トラウマ性の体験の記憶の変化は、断片的・部分的記憶から物語性を持った記憶への統合と捉えることができる。そして、ここで言う統合にはふたつの側面が含まれている。第一の統合とは、トラウマとなった出来事そのものの断片的な記憶がひとつのまとまりを持った体験へと束ねられていくというプロセスである。プレイセラピーの初期には、子どもたちは虐待のエピソードの要素の一部を部分的・断片的に表現することが多い。そして、そうした部分的・断片的再現に対してセラピストが適切に応じていくことができれば、それらの部分的再現がひとつのエピソードとしてまとまりを持ってくることになる。これが第一の統合のプロセスである。

それに対して第二の統合とは、虐待という体験の記憶をその他の記憶と統合し、いわゆる過去の物語、あるいは自分史として再編することを意味する。通常の出来事は一定の期間を経た後に、何らかの意味あるいはコンテクストを持った物語記憶として保持されるが、それに対して、先述のように、トラウマ性の記憶は、情緒的負荷が高すぎるなどの要因のためにそうした物語記憶に取り込まれることなく、隔絶化された状態のまま経過していると考えられる。そのトラウマ性の出来事の記憶が、プレイセラピーの作用によって物語記憶へと組み込まれていくわけである。

これまで述べてきたように、特に三歳以下といった幼い時期に生じたトラウマ体験は、視覚的イメージや身体症状あるいは感情状態などの非言語的記憶、ポストトラウマティック・プレイなどの行動記憶、および対人関係における再現などの関係行動（relational behavior）記憶からなる行動記憶システムの形で保持されている。そうした行動記憶が、プレイセラピーという媒体の作用で、物語記憶へと統合されていくと考えられるわけであるが、ここでひとつの問題に直面することになる。その問題とは、三歳未満における、少なくとも意識のレベルでは言語的記憶として保持されていなかった体験の記憶が、物語記憶という言語的記憶に変化しうるのかという問題である。この点に関する詳細な科学的論議を試みることは筆者の力量をはるかに超えているが、後述するように、臨床的にはこうした統合のプロセスが観察される場合があることを指摘しておきたい。

また、ＦＭＳ（false memory syndrome：偽りの記憶症候群）論争におけるシェアの指摘も、行動記憶から言語的記憶への翻訳の可能性を示唆している。[15] シェアは、一時期忘れられ、後になってよみがえったとされる子どもの頃の虐待体験に関する言語的、叙述的記憶は、その概略において後になって構成されたものであり、精神分析という方法で子どもの頃の経験を正確に言語的に再構成することはきわめて困難であるというスペンスの主張[16]を大筋で認めながらも、以下のような指摘を行っている。

人生早期の出来事の記憶を再構成することが可能だと考えている人たちと、そうした再構成が不可能だとする人たちとでは、タイプの違う記憶を考えている可能性がある。記憶には二つのタイプがあり、その両方ともが平行して存在している。確かに、精神分析における叙述的アプローチは、主として「記憶イメージ（memory image）」あるいは「言語記憶（verbal memory）」に作用する。一方で、真の再構成は「知覚的イメージ（perceptual image）」、「行動記憶（behavioral memory）」に関連したものである。したがって、再構成の困難性は、「言語記憶」および「記憶イメージ」に関するものであって、そのまま「行動記憶」あるいは「知覚的記憶」の再構成の可能性を却下するものではない。[17]

## 五、プレイセラピーにおける虐待の記憶の実際

これまで、トラウマ性の記憶がどのような形で保持されるのか、そして、そうした記憶がプレイセラピーの経過でどのように変化していくのかについて、理論的な側面からの整理を行ってきた。では、実際の臨床では、虐待の体験はどのように表現されるのだろうか。以下に筆者の自験例を紹介する。

## （二）事例の概要――階段から落とされたA子

A子は五歳の女の子。家庭で階段から落ちて頭部を強打し、救急入院となった。頭蓋骨折および硬膜下血腫が認められたほか、古い骨折痕、あざや火傷痕などの皮膚所見、低身長、低体重などの特徴があり、身体的虐待およびネグレクトが疑われたため、病院から児童相談所にその旨の通報があり、一時保護となった。この時点で両親は、「子どもがベッドから落ちて頭を強く打った」と主張していたが、後に母親がA子を階段から突き落としたことが明らかとなった。児童相談所は虐待であるとの判断で児童養護施設への入所を決定した。両親が子どもの入所に強く抵抗したため、児童相談所は児童福祉法第二八条の申し立ての手続きに入った。両親に、「児童相談所とご両親の考えに大きな違いがあるため、家庭裁判所に判断を委ねる」旨を告げたところ、両親は翻意し、施設入所に同意した。児童相談所は、両親が再び翻意して子どもの引き取りを強く要請してくることへの懸念があるものの、そうした事態になれば再度の一時保護を経て第二八条の申し立てを行うことにして、この時点ではとりあえず児童福祉法第二七条による児童養護施設入所を決定した。

母親、父親ともに二十代前半の若い夫婦であり、A子の出生時にはともに十代後半であった。父親はフリーターで、ある程度のお金が貯まると仕事をやめるという間歇的な就労状態であった。母親はときおり風俗店で働いているらしいが、どのような就労状況なのかは不明であった。父親は養護施設の出身で、乳児期から施設で育ったらしい。母親はアルコール依存症の父親との父子家庭で育ったとのこと。彼女の母親は、彼女が就学前に父親と離婚し、家を出ている。彼女自身は十六歳の時に家出をしている。詳細は不明だが、父親、母親ともに、幼少期からさまざまな苦痛な体験を重ねてきていると推察された。なお、A子の児童養護施設の入所後、時をおかずこの両親との連絡は途絶え、その後行方不明となり現在に至っている。

## (二) A子のプレイセラピーの経過

階段から落とされて頭蓋骨折を負ったという、今回の分離につながったエピソード以外にも、古い骨折痕や火傷痕などが認められたことから、深刻な身体的虐待を慢性的に経験してきていると考えられ、さらに、低身長・低体重といった状態や家族の状況から判断して、長期にわたってネグレクトの状態に置かれていたことが推測された。こうした体験からの回復を目標に、養護施設入所の直後からプレイセラピーの適用となった。プレイセラピーは二年半で終結した。この経過を、その時期の特徴によって六期に分類し以下に報告する。なお、今回の症例検討の目的はトラウマ性の体験がプレイセラピーの経過でどのように表現されるかを見ることにあるが、そのためには全体の流れを知る必要があるため、ここでは治療経過の全体的な概略を提示する。

**【第一期】激しい怒りの表出とリミット・テスティング** 初期段階では、激しい怒りの表現と、いわゆる「終了しぶり」という形をとったリミット・テスティング(limit-testing)とが中心に展開した。

A子の怒りは、当初、プラスティック製のバッドなどでセラピストを殴ったり、蹴ったりといった直接的な身体的攻撃として表現された。こうした身体的攻撃に対して、セラピストは制限しつつ、クマのハンドパペット(子どものプレイセラピーで頻繁に用いられるぬいぐるみの一種で、中に腕を入れて口などを動かすことができるもの)を用いてA子の攻撃性をプレイという枠組みに導き入れることを目的とした介入を行った。その結果、A子の怒りは次第にこのクマのパペットに向けられるようになり、「プレイ」が成立した。A子は、このクマを殴ったり放り投げたりしながら、「バカ、お前なんか要らない、あっち行け」「ゴハンなし! 死ね!」などといった言葉を、激しい口調で投げつけた。

この時期のもうひとつの特徴は、激しい終了しぶりと、それにともなうリミット・テスティングであった。セラピストの終了予告や終了の言葉に対して、「もう一回だけ」を繰り返して引き伸ばしたり、セラピストへの身体的攻撃や「バーカ、もう絶対こねえからな、こんな変なとこきてやらねえ!」といった言語的攻撃、あるいは、プレイルーム内のおもちゃを持ち出そうとするなどのリミット・テスティングが生じた。終了予告が行われる以前のおだやかな様子とは打って変わって、まるで別人のように激しい怒りをセラピストに向ける点が特徴的であった。こうしたA子に対して、セラピストは「もっと遊んでいたいのにボクがおしまいだって言ったからとっても悲しくなって腹が立ってるんだよね」「Aちゃんが腹を立てているのはすっごく分かるよ。でも、今日はもうおしまいにしなきゃいけないんだ、ごめんね」といった対応を基本とし、ときには、「またつぎ遊ぼうって言われても、来週遊べるかどうかわかんないって思っちゃうのかもね」「ボクがもうAちゃんと遊ばなくなると思って悲しくなったのかなあ」「おしまいになるのは、ボクがもうA子ちゃんのこと好きじゃなくなったんだって思って、悲しくなるんだよね」といった解釈的な介入を行った。こうした積み上げによって、かなりの時間は要したものの、「終了しぶり」やリミット・テスティングは次第に消失した。

**【第二期】赤ちゃんへの攻撃**　第一期ではもっぱらクマに向けられていたA子の攻撃性は、セラピストが赤ちゃん人形をプレイに導入することによって、この赤ちゃんに向けられるようになった。A子は赤ちゃんの顔を握りつぶしたり、腹部を激しく殴ったり、といった激しい攻撃性を見せた。赤ちゃんへの攻撃に対して、当初、セラピストは「A子ちゃんはとっても怒って赤ちゃんをやっつけています」といった、いわゆる「ナレーション」を中心に対応した。また、後には「赤ちゃんは痛がっています。えーん、えーん」といった「攻撃を受けた側」に焦点を移す対応を行った（セラピストによる赤ちゃんの泣き声に対して、A子は攻撃を激化させるという反応を示すことが多かった）。

こうした赤ちゃんへの攻撃を中心としたセッションが数回継続した段階で、セラピストはA子が攻撃した赤ちゃんを抱きかかえ、「よしよし、痛かったよねぇ」とケアするという介入を試みた。初めのうちはセラピストがケアした赤ちゃんを再び激しく攻撃したり、あるいはケアを提供しているセラピストに攻撃を向けたりといった反応を示していたA子は、次第にセラピストのケアを受け入れるようになり、自分が赤ちゃんをひとしきり攻撃した後、その赤ちゃんをセラピストに手渡すようになった（このA子の行為は、セラピストにケアを委ねるという意味だと考えられた）。また、この時期、赤ちゃんへの攻撃の程度が次第に弱まり、ケアに比重がおかれるというプレイの質的な変化が生じた。

**【第三期】「病院ごっこ」と「お母さんごっこ」**　前期で生じた「攻撃‐ケア」プレイの質的な変化を受けて、セラピストは次の治療的介入を行った。「医療」の導入である。いつものとおり自分が攻撃した赤ちゃんをA子がセラピストに手渡した時点で、セラピストは、「大変だ、バブちゃん(A子がつけた赤ちゃんの名前)がケガをしてる、どうしよう、お医者さんのところに連れて行かなきゃ！」と慌てた様子で言い、心配そうな表情でA子の方を見た。A子はかなり不安な表情になりながらも、救急車を見つけて赤ちゃんを病院に搬送した（救急車と病院は、この日のセッションのためにセラピストがあらかじめ用意し、プレイルームに置かれていた。病院の建物の横には、聴診器などの医療セットも準備しておいた)。救急車で赤ちゃんを病院に運び込んだA子ではあったが、かなり不安が高い状態にあり、適切な行動をとることができなくなっていた。そこで、セラピストが医者になって、「どうしたのかな？」といったかかわりを試みた。当初、A子はセラピストの働きかけに応じることができなかった。そこでセラピストは、「ああケガをしているね、痛いでしょう」「治してあげるよ、大丈夫だからね、安心してね」といった言葉がけをしながら赤ちゃんを治療した。赤ちゃんがケガをして救急車で病院に運ばれ、セラピストが治療し、その様子をA子がじっと見つめる、というプロットのプレイが、その後、数セッションにわたって継続した。その間に、セラピストはA子に二つの役割を与えるという介入を行った。ひとつは看護婦さんの役割を与えることで、A子をバブちゃんの治療に参加させるという介入であり、今ひとつは、バブちゃんの「お母さん」の役割をA子に与えることであった。この二つの役割をA子は受け入れ、「ケガをした赤ちゃんを治療するというテーマ」へのA子の参加の度合いが大きくなった。母親の役になったA子は、病院でセラピストに向かって、「先生、バブちゃんが知らない人にやっつけられて大ケガをしたんです、死にそうです、助けてください」と述べた。また、A子が母親の役になることで、プレイの中心的なテーマは「医療によるケア」から「母親によるケア」へと移行していった。

バブちゃんの治療を終えたセラピストは、「さあ、もう大丈夫ですよ。でも、ケガをして大変だったから、すっかりよくなるためには、お母さんが優しくしてくださいね。それと、ミルクをいっぱいあげてください」と赤ちゃんを、その日用意していた哺乳瓶を添えてA子に手渡した。哺乳瓶を見たA子は非常に当惑した様子になり、授乳することができず、哺乳瓶を握りつぶそうとしたり、放り投げたりした。こうした状態に対して、セラピストは、「じゃあ、お母さんの代わりに私がやりましょう、お母さんは見ていてくださいね」「いい子だねえ、痛かったよね、でももう大丈夫だよ、すっかりよくなるよ、いっぱいミルク飲んでね」と言いながら赤ちゃんに授乳した。セラピストが授乳し、その様子をA子がじっと見つめるというプレイを中心としたセッションが数回続くうちに、A子の行動に変化が生じた。セラピストの手から赤ちゃんと哺乳瓶を取り上げ、自分で授乳を試みるようになったのである。とは言っても、はじめからちゃんとした授乳ができたわけではなく、哺乳瓶を口にねじ込むようにしたり、目や鼻など、口以外の場所に強く押し付けたりするなど、ケアと攻撃、あるいは痛みの混在を示唆するような行動が続いた。こうした「攻撃や痛みをともなう授乳」という特徴は、セッションの経過にともなって次第に弱まってはいったものの、完全になくなることはなかった。

**【第四期】「お風呂遊び」**　第三期でケアのテーマが安定して行われるようになったことから、セラピストはトラウマとなった体験にプレイの焦点をあてていこうと考えた。施設入所当初、A子は入浴に抵抗があり、石鹸の泡を怖がったり、お湯に過剰に反応したりといったエピソードが報告されており、入浴に関連した虐待体験の存在が疑われたため、セラピストはA子がプレイルームに入る前にお風呂セットのおもちゃを部屋に置いておいた。このセットを初めて置いたセッションとその直後のセッションでは、A子はおもちゃの存在を気にかけながらも、無視して別の遊びを行った。三回目のセッションで、A子は、意を決したようにお風呂のおもちゃを手に取り、女の子と男の子の人形の服を脱がせ、浴槽に投げ込むように入れた。その様子には、切迫感や強い恐怖が感じられた。その後もこの入浴というテーマの遊びは続いたが、人形を浴槽に入れる際には頭から突っ込むなどかなり乱暴な様子が見られた。こうしたプレイに対して、セラピストは「今、女の子がお風呂に入っています。あ、お湯の中にもぐってしまいました」といったナレーションや、「この女の子、お湯の中にもぐっちゃって苦しそうだねぇ」「あ〜ん、おぼれちゃうよう、苦しいよう」といった介入を行ったが、A子がこうしたセラピストの働きかけに反応することはなかった。彼女の表情に表れた強い不安や緊張は一向に変化することなく、ひたすら子どもを浴槽に突っ込むという遊びが続き、数セッションの後には、A子はこの遊びを突然やめてしまった。

**【第五期】「階段からの落下」と入院**　お風呂セットに関心を示さなくなった（というよりは、「無視した」と言ったほうが適切かもしれない）A子が次に手にしたのは、人形の家（シルバニア・ハウス）であった。彼女は、人形の家にシルバニアのクマやウサギを入れ、庭には滑り台を置いて、家族の日常生活を表現するようになった。こうした「家族ごっこ」が始まってから数セッション目で、エピソードが起こった。A子は、滑り台で遊んでいたウサギが、滑り台の上から階段の方向に「偶然」落下するという遊びを何度も繰り返したのである。「あー、階段から落ちちゃったね」と反応したセラピストの顔を確認するように見たA子は、意を決したかのようにそのウサギをシルバニア・ハウスの中の階段の上から転げ落とした。セラピストは「あー、どうしよう、大変だ。ウサギのAちゃん（セラピストは意図的にこう呼んだ）が階段から落ちちゃった。頭を打って大怪我したよ、大変だよ、とっても痛そうだよ！」と反応した。A子はウサギを階段から落としながら、自らも「大変だ、痛いよ、どうしよう！」などと表情豊かに反応するという行為を繰り返した。こうした遊びがしばらく続いた後、セラピストは、階段から落ちたウサギに「ウサギのAちゃん、痛いよね、大丈夫？」と言いながら、A子の方を見て、「そうだ、病院に連れていこうか！」と働きかけた。A子は、「そうだ、救急車を呼ぼう！」と言い、救急車を持ってきて、ウサギを病院に搬送した（A子がウサギを搬送中にセラピストは医療セットを準備した）。その後の展開は第三期の「病院ごっこ」とほぼ同じであり、新たな要素として「階段から落ちて頭にケガをしたウサギのAちゃん」が加えられたわけである。このプレイの中で、A子は、当初、セラピストがウサギを治療する様子を見守る人の役割を演じたが、次第に、自らが看護婦や医者になり、丁寧な治療の後に「よし、これで治りました。もう、大丈夫」と回復を宣言するようになった。

その後、あるセッションで、プレイに大きな変化が生じた。いつものようにウサギが階段から落ちて病院に運ばれ治療を受けて回復するというプレイを繰り返した後、セラピストは「今度はAちゃんが階段から落ちたことにしよっか」と提案した。ためらいがちではあったものの、A子は指を脚に見立てて階段をのぼり、そして落ちた。セラピストは「大変だ！　A子ちゃんが階段から落ちて頭をうって大怪我した、病院だ！」と叫び、救急車を持ってきた。A子は「痛いよう、痛いよう」と泣きながら救急車について病院にいき、治療を受けた。病院では医者になったセラピストがA子に注射をし、頭に包帯を巻き、哺乳瓶で授乳するというプレイを行った（A子が哺乳瓶をくわえたのは、これが初めてであった）。このテーマを数回繰り返した後、A子は「これで元気になった」と述べた。

**【第六期】「家を出た女の子」の物語——再統合へ**　第五期でのプレイのウエイトが、「階段から落ちて負傷する」といった側面から「治療を受けて回復する」といった側面に移ってきた頃、セラピストはA子に「ウサギのAちゃんの物語」作りを提案した。A子はこの提案を受け入れ、セラピストとの共同作業で物語を作っていった。以下に、そのプロットを示す。

ウサギのA子は、家で病気になってしまいました（ここでは、ケガではなく病気になっている）。それは、お母さんが病気で、A子をちゃんとお世話できなかったからです（セラピストの「Aちゃんはどうして病気になってしまったんだろうね」との働きかけに対して、「う〜ん、お母さんも病気だったからかな」と応じた）。病気になったA子は、救急車で病院に行きました。病院でやさしくされたA子は、ある日、赤ちゃんになってしまいました。そこで、看護婦さんがお母さんになって、ミルクをあげたり、お風呂に入れてあげたり、やさしくお世話をしました（入浴の場面では、第四期ほどの乱暴さはなかったものの、やはりぎこちなく、緊張感や不安が伝わってきた）。看護婦さんはA子のお母さんになりたかったのですが、病気になってしまった子どもたちが次々病院に来るので、A子のお母さんになれませんでした。そこでA子は、病院を出て、学校に行きました（A子はここで、元の家に戻るか学校に行くかでかなり逡巡するが、「お母さんの病気が治ってないから」と学校に行くことを決めた)。学校には子どもたちが大勢暮らしていました。ウサギのA子は、お母さんの病気が早くよくなるように祈りながら、学校で暮らしました。おしまい。

この物語の完成後、終結準備のための数回のセッションを経て、プレイセラピーは終結した。治療開始から二年半が経過していた。

## (三) 考察

A子のプレイセラピーの経過には、激しい怒り、リミット・テスティング、ケアのテーマなど、虐待やネグレクトを経験した子どもに多く観察されるさまざまな特徴が見られるが、本稿の目的がトラウマ記憶についての検討であるため、これらの特徴の分析については他稿(18)に譲ることとし、ここでは、虐待経験の再現および物語としての統合に関して若干の考察を行う。

**①虐待体験の再現——ポストトラウマティック・プレイ**　第四期および第五期において、A子にとってトラウマ性の体験あったと考えられるふたつのエピソードが表現されている。そのふたつとは、入浴にまつわる何らかの体験と、階段から落ちる(落とされる)という体験であった。

A子は、まず、入浴場面を表現した。セラピストは彼女のこの表現を、おそらく入浴時における虐待の存在を示唆するものと考え、この体験とそれにともなった認知や感情の解放を目的とした介入を試みた。しかしながら、こうした介入にもかかわらず、A子のプレイは感情の解放には至らず、不安の逓減をともなわないままに、いわゆる「儀式化」(19)の様相を呈した。残念ながら、この入浴のテーマは、未解決のままに終結に至ったように思われる。儀式化し硬直したポストトラウマティック・プレイへの対応について、今後、検討を重ねる必要がある。

A子が示したもうひとつのポストトラウマティック・プレイは、階段からの落下に関するものであった。A子は当初、偶然を装って滑り台からウサギを落とし、その後、かなりの不安や緊張を感じながらも、「意を決したかのように」家の階段からの落下というエピソードを再現して見せた。このポストトラウマティック・プレイに対して、セラピストはウサギの「大変さ」や「痛み」に焦点をあてた介入を行った。A子はこのセラピストの対応に反応し、自らも落ちたウサギの状態を表現するに至っている。こうしたプレイによって、A子は階段からの落下という体験によって生じた感覚や感情をある程度解放することができたと考えられ、この点が先の入浴のエピソードとは異なるものであると言える。さらに、A子は、プレイの中でウサギが体験したことを、今度は自分が階段から落ちるという形で、自身が体験している。これが可能になったのは、セラピストがウサギを意図的に「ウサギのAちゃん」と呼んだり、「今度はAちゃんが落ちたことにしようか」といった指示的な介入がなされた結果である。こうした指示的技法に関して批判的な見解が見られるのは事実であるが、トラウマとなった体験を心理療法で扱おうとするなら、非指示的技法のみでは不十分であり、指示的技法を適切に活用する必要があると考えられる[20]。

階段から落下し傷ついた子どもは、救急車で病院に運ばれ、医療によって回復した。この医療は、A子自身が体験したことであり、その意味においてはトラウマとなった出来事の再現と考えることができるが、それだけではなく、「ケア」の要素をも含んでいる。トラウマとなった体験が、セラピストという信頼できる存在に見守られて、プレイルームという安全な空間で繰り返されることに回復を促進する効果があるとされているが[21]、それに加えて筆者は、被害の後にケアを体験することでさらにその効果が促進されると考えている。

また、ケアのテーマには、上記以外の側面が存在するのかもしれない。それは、ポストトラウマティック・プレイの出現を可能にするという点である。トラウマとなった出来事を再現することは、たとえプレイという枠組みにおいてであっても、相当なエネルギーを必要とする。それゆえに指示的なかかわりの必要性が指摘されているわけである[22]。「ケアのテーマ」は、こうした再現を可能にするためのエネルギーを子どもに与えてくれるのではないだろうか。A子の場合にも、ふたつのポストトラウマティック・プレイの出現に先立って、第二期や第三期においてケアをテーマとしたプレイが行われているが、これはそうした可能性を示唆していると考えることができよう。

**②物語としての再統合**　ポストトラウマティック・プレイに続く段階では、セラピストの提案により、「ウサギのAちゃんの物語」作りが行われている。セラピストが物語作りを提案したのは、これまでのセッションで表現されたポストトラウマティック・プレイやケアのテーマの統合の促進を狙ってのことであった。A子はこの物語において、病気で入院したこと（ケガでないのは、おそらく、これまでのポストトラウマティック・プレイによって、階段から落ちたという体験の情緒的負荷がある程度逓減したためか、あるいは、いまだに回避的な防衛が作用しているからかもしれない）、A子が病気になってしまったのが「母親の病気」に由来すること（母親の病気が何を意味するのかは定かでないが、自分の状態の原因が母親にあるという認識を示していると考えられよう）、病院で退行を示して「赤ちゃん」としてケアを受けることで回復したこと、しかし病院は養育を期待できる場所ではなくそのために「学校」に住むようになったこと（「学校」はおそらく施設を意味しているのであろう）、そして家族の再統合のためには母親の状態の改善が必要であるとの認識を持っていることを示している。先にも述べたことであるが、この物語ではそれぞれのエピソードに備わっていた突出した情緒的負荷が低下しており、それゆえに「物語」としての構造化が可能になったのだと考えられる。これは、ジョンソンが述べた、トラウマからの回復の最後の段階である「再統合」[23]、あるいはヴァン・デア・コルクらの言う物語性記憶[24]にあたると捉えることができる。

# おわりに

本稿では、子どもの記憶の発達の特徴を踏まえ、乳幼児期の虐待などのトラウマ性の経験がどのように記憶されるのか、また、それがプレイセラピーの経過でどのように表現されプロセスされるのかについて、先行研究を中心とした理論的検討および症例の分析による臨床的検討を行った。

　子どもの虐待という現象への社会的関心が高まるなか、このような体験をした子どもが心理臨床の現場に登場することが多くなっている。しかし、残念ながらわが国においては、虐待などのトラウマ性の出来事を経験した子どもたちの心理療法に関する知見の蓄積が、欧米に比べてかなり遅れているように思われる。今後の理論的検討および臨床実践例の蓄積が望まれる。

## 註

（1）Pillemer, D. B. & White, S. H., Childhood Events Recalled by Children and Adults, in Reese, H. W. (ed.), *Advance in Child Development and Behavior*, vol. 21, Academic Press, San Diego, 1989, pp. 297-340.
（2）Fivush, R. & Hammond, N. R., Time and Again : Effects of Repetition and Retention Interval on Two Year Old's Event Recall, in *Journal of Experimental Child Psychology*, 47, 1989, pp. 259-273.
（3）Pillemer, D. B. & White, S. H., *op. cit.*
（4）Terr, L. C., Children of Chowchilla : A Study of Psychic Trauma, in *Psychoanalytic Study of the Child*, 34, 1979, pp. 552-623.
（5）Terr, L. C., "Forbidden Games" : Posttraumatic child's play, in *Journal of the American Academy of Child Psychiatry*, 20, 1981, pp. 741-760.
（6）Terr, L. C., Play Therapy and Psychic Trauma : A Preliminary Report, in Schaefer, C. E. & O'Conner, K. J. (eds.),

*Handbook of Play Therapy*, John Wiley and Son, New York, 1983.
（7）Terr, L. C., What Happens to Early Memories of Trauma ? : A Study of Twenty Children under Age of Five at the Time of Documented Traumatic Events, *Journal of the American Academy of Child and Adolescent Psychiatry*, 27, 1988, pp. 96-104.
（8）Howe, M. L., Courage, M. L., & Peterson, C., How Can I Remember When "I" wasn't There : Long-term retention of Traumatic Experiences and Emergence of the Cognitive Self, in *Consciousness and Cognition*, 3, 1994, pp. 327-355.
（9）*Ibid.*, p. 348.
（10）Burgess, A. W., Hartmen, C. R., & Baker, T., Memory Representations of Childhood Sexual Abuse, in *Journal of Psychosocial Nursing*, 33, 1995, pp. 9-16.
（11）Johnson, K., *Trauma in the Lives of Children*, Hunter House, Alameda, 1989.
（12）Gil, E., *The Healing Power of Play : Working with abused children*, Guilford Press, New York, 1991. E・ギル－『虐待を受けた子どものプレイセラピー』西澤哲訳、誠信書房、一九九八年。
（13）van der Kolk, B. A., McFarlane, A. C., van der Hart, O., A General Approach to Treatment of Posttraumatic Stress Disorder, in van der Kolk, B. A., McFarlane, A. C., Weisaeth, L. (eds.), *Traumatic Stress : The effects of experience on mind, body, and society*, Guilford Press, New York, 1996, p. 429.
（14）*Ibid.*
（15）Share, L., *If Someone Speaks, It Gets Better : Dreams and the Reconstruction of Infant Trauma*, Analytic Press, Hillslade, 1994.
（16）Spence, D. P., *Narrative Truth and Historical Truth : Meaning and Interpretation in Psychoanalysis*, Norton, New York, 1982.
（17）Share, L., *op. cit.*, p. 143.
（18）西澤哲「虐待を受けたある幼児のプレイセラピー――トラウマ・プレイセラピーのあり方の探索」『子どもの虐待とネグレクト』（三巻・二号、二〇〇一年）二三四－二四一頁。

(19) Terr, L. C., "Forbidden Games" : Posttraumatic child's play, in *Journal of the American Academy of Child Psychiatry*, 20, 1981, pp. 741-760.

(20) Rasmussen, L. A. & Cunningham, C., Focused Play Therapy and Nondirective Play Therapy : Can they be integrated ?, in *Journal of Child Sexual Abuse*, 4(1), 1995, pp. 1-20.

(21) Gil, E., *op. cit*. E・ギル―、前掲書。

(22) Rasmussen, L. A. & Cunningham, C., *op. cit.*; Chethik, M., *Techniques of Child Therapy : Psychodynamic Strategies*, Guilford Press, New York, 1989.

(23) Johnson, K., *op. cit*.

(24) van der Kolk, B. A., McFarlane, A. C., van der Hart. O., *op. cit*.

# 映画における記憶とトラウマの表象

加藤幹郎

## 一

ふだん映像芸術あるいはむしろ映画学とでも呼ぶべきものに携わっている者として映像と記憶とトラウマと証言の問題について、映画における知覚と現実認識との類似性といったものについて報告させて頂きたいと思います[*]。

数年前『タイタニック』（一九九七年）というハリウッド映画が若者たちのあいだで大ヒットしたことがありましたが、これは豪華客船が沈没し、大勢の犠牲者が出、生存者のひとりが死者の思い出とともに生涯を過ごすという一大恋愛メロドラマでした。これは誰の目にも明らかなように、メロドラマの装いのもとに過去の一大惨事を現在の甘美な記憶へと変形加工するというハリウッドの商業活動の残酷な原理のもとに製作されています。『タイタニック』のような映画は比喩的に言えば他人が血を流す事件を自分が涙を流す体験へと擦り替える装置として機能しています。観客は涙を流すこと、つまりカタルシスを味わうことに対して映画の入場料という代価を支払います。こうした実際の事故や事件をモデルにスペクタクルを製作する資本主義の倫理と論理はつねに残酷で卑猥なものです。

同じことがホロコーストという、わずか数年間のうちに五〇〇万人から六〇〇万人ものユダヤ人を合理的な絶滅計画のもとに殺戮工場で屠っていたという事実にもとづいて製作され、これもまた『タイタニック』同様、めでたくアカデミー賞を受賞したスピルバーグ監督の『シンドラーのリスト』（一九九三年）というハリウッド映画にもいえます。こうしたハリウッド映画は多くの若い観客を動員し、彼らに紅涙をしぼらせますが、それはほとんどポルノ映画と変わらない水準で享受されています。つまりそこで上映されるスペクタクル（それが豪華客船の沈没であろうと、華麗なウォーターベッド・テクニックであろうと）若いナイーヴな観客は、それを見ながら涙その他の体液をしぼりだすだけです。わたしたちはこうした歴史上にのこる大事故や戦争をふくめた大事件を素材に娯楽作品がつくられつづけているという資本主義の論理を認めるところからまず今日のお話をはじめなければなりません。

要するに観客というものは、恐怖を味わう登場人物を映画館の座席というきわめて安全な地点から眺めて、大なり小なりのカタルシスを味わう者のことです。そしてそれはなにもハリウッド映画にかぎったことではなく、テレビの報道番組にも同じようにあてはまります。たとえば阪神大震災という大惨事は世界の大多数の人々にとって、ある日テレビをつけて目をおおわんばかりの惨状が映し出されていた日として記憶されているのではないでしょうか。テレビに惨状が映し出されているのを見て、それまで一度も神戸に足を運んだことがなかった人々がやもたてもたまらず、とるものもとりあえず何かできることがあるのではないかという思いで現地に駆けつけたということはあります。しかし神戸から遠く離れている世界の大多数の人々にとって、それはまずテレビの映像と音を通しての胸の痛む報道以上のものではありえなかったというのは、致し方のないことであったかもしれません。しかし本来当事者にしかわかりえないこの一回限りの限界体験を映像モニターを通して当事者以外の実に多くの人々が視聴覚的に追体験するという儀式が今日ごくふつうに蔓延しているということはここで改めて確認しておく必要があるかと思われます。

## 二

こうした「現実」の擬似体験が映画やテレビという視聴覚的メディアによって今日広く行われているという、二十世紀ならではの現象について少しばらく考えてみたいと思います。とっかかりとして、まずどうしてわたしたちは「現実」と映像をかくもあっさりと同一視してしまうのかという問題があります。それには心理的要因のほかに、より直接的な物理的要因があるように思われます。

まず映画装置の物理的構造から見た場合、人間の瞼のまばたきとよく似た現象が映画にも観察されます。映画もまた人間同様まばたきをするのです。映画を撮影するということはふつう一秒間に二四枚の静止画像を撮ることです。逆にいえばリールに巻かれているフィルムを二四分の一秒ずつレンズの前で一旦静止させてシャッターを切りつづけねばなりません。つまり撮影中、映画は二四分の一秒ずつ間歇的にストップしているのです。さらにみなさんよく御存じのように、映画とは残像現象あるいは仮現運動と呼ばれる作用によって、連続した静止画像の流れが滑らかな一連の動きを見せる状態を指します。このとき毎秒一二コマ程度の静止画像の連続では、ちらつき、フリッカーが生じますが、これを四倍の毎秒四八コマくらいのスピードまであげると、非常に滑らかな運動の錯覚をわたしたちは得ることができ、ちらつき、フリッカーも見えません。しかし毎秒四八コマものスピードで映画を撮影していては、それだけ早くフィルムを消費してしまいますので経済的ではありません。それでまず毎秒二四コマで撮影しておいて、それを上映するときに、今度は二四分の一秒間静止している画面の前で一回シャッターを切ります。そうすると二四分の一秒の間に同じ一枚の静止画像を二度見せることになります。これで毎秒四八コマで映画を上映しているのとほぼ同様の効果が得られるわけです。つまりちらつきのない滑らかな動画像、美しい運動の錯覚を観客にあたえるために映画は少なくとも一秒間に二四回のまばたきをしつづけているわけです。

わたしたちは映画を見るとき間断なく連続した映像を見ている気でいますが、実は二四分の一秒ずつやってくる真暗な闇をも見ているのです。ひるがえって、ひとは映画にかぎらず、現実世界を見るときもまばたきなしには、ものを見つづけるということはできません。つまりものをよりよく見るためには、まばたきをして一瞬ものの見えない闇の部分をつくる必要があるのです。この点において、現実と映画はたしかによく似ています。

現実においても、そしてその現実を比較的よくなぞらえた映画においても、よりよく見るためには闇の部分を意図的につくりださねばならないというこの原則は、さらに敷衍すれば、視覚的イメージとしてのわたしたちの記憶についても言えるのではないでしょうか。つまり写真という原理上まばたきをしない静止画像は、映画というまばたきする動画像よりも記憶媒体として弱いのではないか、そして記憶とは、そもそも欠落してよく見えない部分にこそ宿るのではないかということです。

イメージあるいは「映像」はふつう静止画像（つまり写真）と動画（つまり映画）とに分かれると思うのですが、人の記憶という問題に関して、こういうことを個人的に経験したことがあります。母を亡くしたときのことです。わたしたちはふつう、遺影として、母親がいい笑顔を見せている写真を選んで、それを祭壇において、その前でお灯明を焚いて、お祈りをするということをします。しかしそのことでわたしはそのとき母と自分との関係の記憶を新たにするという風にはどうしても感じられなかったのです。ところが母を亡くしてから一、二週間たったある日、自宅の近くを歩いていて、ふと五、六メートル先を歩いてる六、七十歳くらいの御婦人の後姿を見たとき、突然、母を思い出してしまったのです。その御婦人の歩き方が生前の母の歩き方に非常によく似ているように思えたからでした。より正確に言えば、自分が馬鹿気たことを考えているのを承知のうえで、わたしはそのとき母親がその場に生き返ってきて、わたしの数歩前を歩いていてくれているのだと、ほんの数秒くらいですがたしかに実感してしまい、ちょっと愕然としたのでした。ですから自分にとっての母親の記憶というのは動きにあるなと思ったのです。遺影のなかの母親はたしかにすばらしい笑顔をわたしに投げかけてくれている。けれども、たとえ他人の後姿であっても、身体の動きが似ているということの方がわたしにとっては大切だったのだと、そのとき実感しました。ですから人間というのは、ある仕方で動くものとして存在し、記憶もまたその身体技法に依拠していくのだなと実感したのです。動画情報というのは、そういう意味で、なかなか人間の精神構造から切り離せないという感じがしたのです。

このことは現象学をやられている港道隆さんのお立場からすれば、「日常性を基礎づけているものは運動の知覚である」と言われるのかもしれません。しかし個人的にはこの驚くべき体験からもうひとつ教訓のようなものが汲み取れるとしたら、ひとの記憶は直接的なものよりは、より間接的なもの、明確なものよりは、より曖昧なものに結びつくことがありうるということです。つまり母親の顔写真よりも（それは静止映像ですが）、だれとも知らぬ御婦人の後姿の方が母親に似ているとすれば、記憶の喚起は、直接的で明確なイコンとしての類似よりも、むしろどこがどう似ているとはすぐさま表現できないような、間接的な類似の方が効果的なこともあるのだということです。記憶と想起には、どうもそうした曖昧な面がありそうだなと実感したのです。このことはパスポートや身分証明書に必ず顔写真を添付する習慣のある社会の中で生きているわたしたちにとっては、やはりいささか意外なことであると思いました。顔の映像のあからさまな類似によってAさんがAさんであり、BさんはBさんであると同定認識されるこの社会は、なにかよそよそしい冷たい管理社会の臭いがしますが、それもそのはずで、より親密な記憶というものは本来そういったものではないような気がするのです。つまり、やはりまばたきの問題なのではないでしょうか。ものをよりよく見、愛する人をよりよく記憶し、想起するということは、まばたきのない明証性、つまり見えない部分のない明るく静止したイメージ、ひとことで言えば凍りついた笑顔よりも、むしろまばたきし、明滅する、見えない部分や暗い部分、ひとことで言えばよろよろと歩く後姿のイメージの方がより効果的で強いのではないかと思えるのです。

このことはおそらくなにもわたし個人特有の特別な体験ではないように思われます。というのは、これは先日、あるワークショップで中村秀之さんという社会学者と一緒に話をしたさい、彼が思い出させてくれたエピソードなのですが、マルセル・モースという社会学者がある著書の中に、さまざまな運動、たとえば泳ぎ方とか歩き方とか、そういったきわめて日常的な動作や運動が強く社会的、文化的に規定されたものだということに気づくエピソードを書きとめています。モースはニューヨークに滞在中、病をえて入院し、病院で看護婦の歩き方を見るともなく見ていて、ふと同じような歩きぶりをする娘たちをたしか以前どこかで見た記憶があると思います。あとになって、その看護婦の歩き方というのは実は自分が昔見たハリウッド映画でアメリカの娘たちが歩いているその歩き方だったのだということに思いいたるわけです。モースはフランスに帰って改めて若い娘たちの歩き方を見てみると、すでにパリの娘たちもそのニューヨークの看護婦と同じような歩き方をしているわけです。これはアメリカ女性の歩き方がハリウッド映画の力によって、わが国にも影響を及ぼして、そういった歩き方が広まっているのだなという風にモースは考えるわけです。

このことは映画とイメージと記憶と現実のあいだに、いかに密接な関係があるかを象徴的に物語っているように思えます。つまり人間の動きのイメージこそ、ひとの記憶の根底により深くかかわる。それはほとんど無意識のレベルで深くかかわっているものであると。パリの女性もニューヨークの女性もみないつのまにかハリウッド映画の登場人物と同じような身のこなしをしている。そしてそれはその観察者モースの記憶にも強くのこっていたというわけです。こうした逸話は動画情報がいかにわたしたちの生活に深く影響をおよぼすかということを物語っています。

ところでモースが看護婦の奇妙な歩き方に気づいたのは、外国の病院で、おそらく所在なげに横たわっている状況で、看護婦たちの歩き方を見るともなく見ているときだったろうと思われます。病気で横になっている状況というのは、他の行動の自由を奪われ、ただ見るだけの存在になってしまいます。ちょうどヒッチコックの映画『裏窓』(一九五四年)に登場する脚を骨折したキャメラマンのように。こういう純粋視覚の状態といったものは実は映画観客のポジションと同じです。つまりモースがかつてハリウッド映画の中で見たイメージを現実生活のなかに再発見したということは、もう一度彼が映画観客の身振りを反復している結果だったのではないかということさえ言えるのではないかということにもなるわけです。だとすると、わたしが母の遺影よりも赤の他人の後姿の方に、より鮮明に母の記憶を喚起されたということは、わたしがいかにふだんから映画の観客のような日常生活を送っているかということも物語っているのかもしれません。

## 三

さてここまで映画あるいは動画情報の記憶の強さというものと、まばたき、つまり、ものをよりよく見るうえでの光と闇のバランスの必要性ということについてお話ししてきましたが、ここで視点をさらに変えて、夢と映画の関係についてお話ししたいと思います。

いつ、どこでという時間と空間の二大座標軸がその題名のなかに織り込まれているにもかかわらず、過去と現在、こことよその区別が完全につかなくなる特異な映画があります。アラン・ロブ＝グリエというフランスの小説家がアラン・レネという映画監督と共同製作した『去年マリエンバートで』（一九六一年）というフィルムです。この映画を一言で説明することは至難の業なのですが、およそこういう風に言えると思います。『去年マリエンバートで』は基本的に合わせ鏡に映る無限の映像のようなモンタージュ形式でつくられていると。つまりふつうのハリウッド映画のように、見る主体がこちら側にいて、向こう側に見られる客体が存在するという二元論的切り返し編集の果てに物語の時間と空間を捏造してゆくという種類のものではなく、二枚の合わせ鏡の間に生まれる無限のコピーの映像の無時間的、非空間的世界をとらえた映画なのです。もはや登場人物が誰であり、そして彼あるいは彼女が何を見ているのかということは問題ではなくなり、そこに起源のないコピーが無限増殖するプロセスだけが問題となってくる映画です。「そこに」というのは、この映画のスクリーンであり、スクリーンのなかの被写体としての鏡であり、あるいは鏡に相当する舞台装置や映画的な装置のことです。鏡の前に立った主人公が鏡に己の像を映すいかなる明確な動機ももっていないような映画です。それは鏡像の起源となるべき主体が不在の映画ということになります。それゆえこの映画からは主人公がなんらかの行動をおこす物語はついに生まれてきません。

ふつう物語とか歴史とか呼ばれるものは、終わりからはじまります。物語がしばしば過去形で語られるのは、物語られるべき事件なり体験が絶対的に終わったところから語りの現在がはじまるからであって、物語を最後まできちんと語り終えるつもりなら、語りの現在には侵食されない、現在とは完全に切り離された過去というものを設定しなければなりません。そこに中井久夫先生の言われる「純粋過去」のようなものが措定されないかぎり、歴史や物語の構築は不可能となります。ところが『去年マリエンバートで』には伝統的な意味でのはじまりと終わりがありません。『去年マリエンバートで』では過去とそれを語る語りの現在とがたがいに融解して、現在において回想されるがゆえに過去の出来事は現在の想起作用によって変形加工され、過去を想起するがゆえに現在もまた過去に侵食されてゆきます。その意味で過去(去年)に起こったであろう唯一無二の出来事を現在において正確に再構成することが事実上不可能であるということを物語る物語となります。

さていったんこの不可思議な映画から離れて、夢と実人生について考えてみたいと思います。夢にもそれ自体はじめと終わりがありません。人生もそうです。自分の誕生と死について記憶をもち、それゆえそれを自分の記憶にもとづいて表象できる人間はまず存在しません。このことは港道隆さんの御専門の哲学者レヴィナスの言葉を借りれば、「死の他者性」つまり「わたしはけっして自分の死の主体になることはできない」ということになるのでしょうか。ただし中井久夫先生によれば、三島由紀夫は自分が生まれたとき産湯につかった記憶をもっていると主張したそうですが、これは彼が自分の人生にみずから幕を引いた小説家であるということを勘案すると、どうも本当の話とは思えないふしがあります。もし本当に三島に自分が生まれたときの記憶があるのなら、あえて自己の死を演出する必要もなかったのではないでしょうか。つまり自己の起源の記憶がある者が、どうしてその不可能な起源を唯一遡及的に起源たらしめる死をみずから選びとる必要があったのでしょうか。むしろ自死する人間は自分の人生を根拠づけるであろう起源の喪失感にこそ悩んでいるのではないでしょうか。それはともかくとして、どうも夢の場合も、物理的に覚醒したときが夢の終わりであって、睡眠中に（正確にいえばREM睡眠期中に）夢の終わりというものは実感としてはないし、夢がいつはじまったとも、少なくとも夢を見ている主体にとってははっきりと名指すことのできないものです。しかるに物語というものは人生を圧縮し、パッケージ化するものです。物語にははじまりと終わりがあるからです。その点でも実人生あるいは「現実」は物語や歴史（イストワール）よりもむしろ夢に似ています。『去年マリエンバートで』はそうしたことを改めて思い知らせてくれる稀有な映画です。なぜならそこにはトポスがないからです。少なくとも「導入のトポス」と「結尾のトポス」がない。導入のトポスというのは、手紙を書きはじめるときに「拝啓」で書きはじめる、あれです。同じように結尾のトポスというのは、手紙を締め括るときの「敬具」にあたるものです。拝啓とか敬具とかという便利な修辞法がなければ、わたしたちは手紙をどう語り起こし、そしてどう結べばよいのかちょっと途方に暮れるところがあります。こうしたトポスが物語にはつねにつきものなのですけれども、現実と夢にはそれがありません。そして映画『去年マリエンバートで』にも。

これに対してのふつうの九九パーセントの映画は『去年マリエンバートで』（一九六一年）のようにつくられることはまずありません。その代表的な例が『質屋』（一九六五年）のような擬似進歩派的ハリウッド映画です。まったく対照的な記憶と物語の哲学からなるふたつの作品が、ほぼ同じ時期の一九六〇年代前半につくられたというのはおもしろいことですが。

トラウマの表象の方法とその問題点について映画学の立場から、これからこの『質屋』という映画を軸にお話ししたいと思います。

# 四

『質屋』はある種のホロコースト映画です。しかもふたつの異なる時空間を結びつけることで、ナチのユダヤ人絶滅計画の地獄の深淵を象徴的に再現するホロコースト映画です。それは一九六〇年代のニューヨークの殺伐とした風景と四〇年代の東欧の強制収容所の地獄とを接合します。『質屋』の主人公は大都会の片隅で質屋を経営する初老のユダヤ人ですが、彼は強制収容所の地獄から生還した男です。このユダヤ人はかつて鉄条網のなかに幽閉されていましたが、現在は皮肉なことに質屋の防犯檻のなかにみずからを閉じこめることで口を糊しています。

さてある日この質屋に小さな事件が生起します。質屋をたずねた黒人娼婦が質草の値をあげてもらうために、主人公の目のまえで突如ストリップをはじめるのです。乳房を誇示するこのアフリカン・アメリカン女性のことば（「見なさいよ！」）によって、初老のユダヤ人男性の脳裏に過去の忌まわしい記憶がよみがえり、スクリーンのうえには、かつて彼が強制収容所で体験した地獄の数場面が断続的に挿入されはじめます。黒人女性に強制された窃視が、このユダヤ人男性にかつてナチ将校に凌辱される妻の裸身を強制的に見せられたことを想起させるのです。一九六〇年代は、こうした数秒単位の短いショットをたたみかけるように挿入するフラッシュバックと呼ばれる映画的修辞法が世界を席捲した時代でしたが、それだけのことなら、この映画は当時の支配的モードを採用するかぎりで、同時代の他の凡庸なフラッシュバック映画となんら変わるところはありません。それはただ類似した映像と音を梃子に、過去と現在、記憶と現実をシャッフルし、執拗な支配的トラウマの主題と変奏を重層的に提示するだけのことです。そして過去の地獄から逃れることのできない主人公の苦悩を、その沁みだす記憶を商業主義的なスペクタクル性において表象するだけのことです。

しかし『質屋』がわたしたちにとって重要な参照項となるのは、その巧妙な視線のネットワークゆえです。『質屋』を見る観客は、安全このうえない視線のリレー体制においてオブラートに包まれるように保護されているのです。映画は視線を組織化します。映画は構造的に三つの視線を組織化します。すなわち登場人物の視線、観客の視線、そしてキャメラの視線です。それらは相互にリレーされ、観客は映画の内に縫い込まれます。

そもそもこの映画は、およそ三十年ぶりに公的領域において女性の裸身を見せる映画として喧伝されました。それゆえ観客の期待はいやがうえにもヘイズ・コードの性描写規定違反を軸に醸成されます。しかるに観客は、いわば女性の裸身を「見る」ために映画館に足を運んだにもかかわらず、それを能動的に「見る」のではなく、むしろ受動的に「見せられる」。『質屋』のポイントは、この視覚の態の（能動態から受動態への）変換装置の精妙な働きぶりにあります。その変換装置は、「（わたしの乳房を）見なさいよ！」という黒人娼婦の声に反応して始動します。『質屋』の観客は黒人娼婦の声と仕草によって、質屋のユダヤ人男性同様、いやいや裸身を「見せられる」存在です。この視覚の態の変換装置をここで便宜的に装置1と呼んでおきましょう。

つづいて装置2が始動します。物語世界のなかでじっさいに彼女の裸身を「見せられる」のは、あくまでも主人公のユダヤ人男性です。それゆえ『質屋』の観客はユダヤ人男性の視線（女の裸身を見せられている登場人物の視線）を見せられているだけです。これが装置2です。観客の視線は装置1から装置2へとリレーされ、いわば二重の繭玉に包まれます。観客は、ストリップの能動的な観客ではなく、ストリップの受動的な「観客の観客」となるのです。それによってこの映画の観客はあくまでも窃視症的な罪悪感から遠ざけられ保護されます。

そして最後に、だめおしの安全装置3が唸りをあげて始動します。それがフラッシュバックによって現在と地続きとなった過去の映像と音です。断続的にくりかえされるモンタージュを通して、自分の妻がナチ将校に凌辱されるさまをむりやり主人公が「見せられる」過去の場面がスクリーンに提示されるとき、この一連のモンタージュによって観客が本当に「見せられている」ものは、実は現在の黒人女性の裸身などではなく、過去の白人女性の裸身であったことがわかります。黒人女性の裸身はあくまでも白人女性の裸身を合法的に喚起するための擬餌にすぎなかったのです。なぜなら黒人女性の裸身はいわば合法的な「非合法の性的対象」であり（なにしろ彼女はみずからの意思でストリップする娼婦なのですから）、それに対して白人女性の裸身は非合法な合法的性的対象です（なにしろ陵辱されている彼女はそれを強制的に見せられている男性の妻なのですから）。ヘイズ・コードに最初に違反するのが合法的な「非合法の対象」であり、そしてそれを梃子に真の視覚の対象が招来されます。いいかえれば黒人女性はこの映画の製作者たる白人男性監督らによって搾取されています。一九三四年以来、実に三十年ぶりに銀幕が公衆の面前で（合衆国の不特定多数の観客に）女性の乳房をさらすとき、観客の多数派を構成する白人男性たちはまず最初に黒い乳房を見たのです。彼らは自分たちの妻や恋人と同じ肌の色の乳房を見ることからひとまず免れたのです。現在の黒人女性の裸体は、過去の白人女性の裸体を覆い隠す精妙なヴェールの役目をはたしています。

かくして観客の視線は、キャメラの視線と登場人物の視線とに継起的に媒介されながら、三重の保護膜に包まれます。観客はまず黒人女性の裸身を見せられているユダヤ人男性の視線を見せられ、ついで白人女性の裸身を見せられている同じ男性の視線を見せられます。後者は前者の視線リレーを構造的に反復することによって、観客にとっての最終的な視線と欲望の対象を三重の安全装置を通して表象することになります。

観客の視線は登場人物の視線とキャメラの視線とに媒介されながら、いまここの視線の対象ばかりか、現前しない過去の対象にすら目を向けることができます。観客は苦悩する男の意識すら覗き見することができます。このすべてを見晴らす高台、どこまでも遍在的な視点＝ポジションこそ、映画の観客が位置づけられる特権的な場所です。すでに骨抜きにされていたとはいえ、いまだ廃棄までに間があったヘイズ・コードに違反する映画として『質屋』は三十年ぶりに合衆国国民に女性の裸身を見せるというスキャンダルの渦を形成しながら喧伝されました。しかし映画館に出向いて『質屋』を見る観客の一人ひとりは、いまお話ししたような視線のリレー装置によって、自分の視線をあくまでも窃視者の立場から守ることができたのです。

じっさい『質屋』のように三重もの安全装置が働いている例もめずらしいのですが、星の数ほどあるフィルムのそのほとんどが一重二重の安全装置をはりめぐらしています。こうした視線と欲望のリレー装置こそ、映画が大衆にゆるぎない支持をえてきた大きな理由のひとつです。ひとは映画の観客であるかぎり、いかなる心的外傷を負う心配もなく、他者のトラウマをみずからの欲望の拡大充足の延長線上に見ることができます。映画という文化的装置がいかにトラウマを慰撫しつつトラウマを表現するかというもっとも良い例かと思います。

## 五

さて一般に映画の表象は、それが荒唐無稽なフィクションであろうと峻厳たるノンフィクションであろうと、「歴史のなかの人間」をえがくことに汲々とし、かつそれを当然のこととして受け容れ、そうした前提にほとんど何の疑いもいれてきませんでした。しかるにそうした傾向と鮮やかな対照をなすのがアンドレイ・タルコフスキーの映画群です。それらは「歴史のなかの人間」ではなく、あえて「人間のなかの歴史」をえがくという困難な課題に挑戦します。

宇宙の拡張あるいは天体の運行がもたらす時間の流れには本来目的も主体もありません。それが主体(主語)が目的(目的語)にむかって展開する運動として記述されるとき、はじめて歴史の名で呼ばれます。歴史(イストワール)は定義上、記述されうるものであり、語りうるものであり、要するに歴史は物語(イストワール)です。歴史が語りうるのは、それが過去の多様な出来事を因果論的な座標系に位置づけるからです。したがってここでの問題の第一点は、本論の主題である映画という視聴覚的記号体系がどのようにして5W1H(誰が、いつ、どこで、何を、なぜ、どのように)をその画面と音響の内に組織化し、それによって歴史なるものを語りうるかということにあります。問題の第二点は、過去の出来事はその観察と行為の主体であるであろう人間にとっていかなる内実をもちうるのかということです。それは歴史はその当事者にとっていかなる意味をもちうるかと言い換えてもいいでしょう。人間は歴史の教訓からは何も学んでこなかったという使い古された評言がありますが、それは歴史が「歴史のなかの人間」を記述するかぎり、人間にとって教訓となることはできないという意味です。もし歴史が「歴史のなかの人間」を記述することに終始するのではなく、「人間のなかの歴史」を精査することができれば、そのときはじめて歴史の教訓は人間のものとなることができるだろうというのが、ここでの仮説です。

歴史＝物語はしばしば人間を参照項としますが、それは行為の主体が参照されない歴史＝物語というものはまずありえないからで、そしてその行為項はたいていの場合、人間だからです（歴史＝物語の最古典たるギリシャ神話や聖書でもしばしば擬人化された神々が主人公となります）。このとき人間はその限りある時間に主体的に働きかける行為項として記述されます。つまり人間はある一定の期間（「はじまり」と「終わり」をもった時間）内に有目的的とみなされる行為をなす主体であり、そのかぎりで彼は「歴史のなかの人間」たりうる。しかしそのときの歴史とはあくまでも遡及的、事後的な時間構成であり、その意味で第三者にとって代替可能かつ理解可能な時間ではあっても（理解不可能な歴史＝物語というものは定義上存在しません）、ほかならなぬ当事者によって生きられた紛れもない「現実」の時間の再現ではありません。このことは物語小説の一般的な人称時制が三人称過去形を採ることを思いおこせば（稀にノーベル賞受賞作家のサミュエル・ベケットのような一人称現在形を採る作家もいますが）、理解しやすいかもしれません。すべてが終わった時点（過去形）から、そして自己を離れたポジション（三人称）からでないと、まがりなりにも客観的たることを要請される歴史＝物語を記述することは不可能です。いまだ「終わり」をもたない歴史＝物語というものはありえませんし、自己が自己について首尾一貫した歴史＝物語を語ることは、いまだ自己が首と尾をもちえないまま蠕動している以上、できない相談です。そして言うまでもなく歴史と物語の最大の共通点はともに「はじまり」と「終わり」をもっていることにあります。認識論的切断によって時間の流れに恣意的な切れ目がいれられ、そのことによってはじめて「過去の出来事」を「終わり」という「語りの現在」にむかって目的論的に体系化し記述することができます。そしてそれが「過去の出来事」であるためには、それを語りはじめたときには、それはあらかじめ終わっていなければなりません。逆に言えば、いまだ終わっていない出来事を現在進行形で語るとき、それは物語にも歴史にもなりえません。終息していない歴史＝物語を語ることは、過去が現在を浸食している「いま」を記述することであり、そのとき歴史は現在と過去を峻別できない「人間のなかの歴史」として立ち現れてくることでしょう。そして映画という視聴覚的物語媒体がそうした「いま」を描写することは、ロシアの映画作家アンドレイ・タルコフスキーをまってはじめて可能になったと言っていいでしょう。

人間は長いあいだ客観的知としての歴史の記述というものをおこなってきましたが、それが客観的であるかぎりにおいて、すなわち公共圏の人間にとっての妥当的真実であるかぎりにおいて、歴史の教訓は永遠に人間のものとなることができないであろうというのが歴史の逆説です。歴史はむしろ万人にとっての真実であることをやめ、当事者にとってだけの真実であることにおいてしか教訓とはなりえないでしょう。そしていま現にそれを生きつつある当事者において歴史は客観的な知であることをやめ、まさにその共有しがたい不可解な知において歴史ははじめて物語であることをやめて真実の現実としての意味をもちはじめるにちがいありません。

こうしたことを考えさせるのがアンドレイ・タルコフスキーという不世出の映画作家であり、彼が遺した七本の作品群です。ひとりの映画監督が百本以上の長篇映画を演出することもけっしてめずらしくない世界映画史において、その短くはない生涯において数本の短篇とわずか七本の長篇しか遺さなかったという事実の内にすでにタルコフスキーの映画創造の厳格な意志とスタイルがうかがえます。

# 六

たとえば一般に形而上学的ＳＦ映画とみなされている『惑星ソラリス』（一九七二年）の場合はどうでしょうか。人類と惑星ソラリスとの長い不可能な意思疎通の歴史のなかで、ひとりの科学者が惑星ソラリスの軌道上に浮かぶ人工衛星で不可解な体験をします。自殺した妻が目の前に現れるのです。この奇怪な現象はそれ自体巨大な生命体であるらしいソラリスの海が過去百年ほどのあいだ人類に送りつづけてきたさまざまなメッセージのひとつにすぎません。つまりこの生き返った妻の亡霊は、ソラリスとの交信を試みにやってきた地球人科学者がソラリスに送った電波にソラリスが反応するようにして科学者の記憶を転写し、実体化させたものにすぎないらしいのです。しかしながら愛妻を自死でなくした主人公にとっては、地球を遠く離れたステーションに不意に亡妻が出現したという事実は、たんに観察と実験の対象たるソラリスからのメッセージということではすまされない問題です。なぜなら出現した亡妻は主人公の愛惜の鏡というよりも恥辱の鏡だったからです。この蘇った亡霊は妻の客観的な複製というよりも、正確に主人公の記憶と意思にもとづいて再構成された物質であり、したがって彼がそこに見るのは、ありし日の妻の面影というよりも、かつて自分が妻をどのように見ていたかという自分自身の眼差しなのです。それ自体巨大な未知であるソラリスが人類に送り込んできたこの未知なる女性は、実は徹頭徹尾、既知なる存在、つまり他者（妻）を見る身勝手な自分自身の姿だったのです。それゆえこの再生した妻は、自分を自殺に追い込んだ夫に改めて恨み言を言うわけでもなければ、ふたたび夫とあいまみえることの奇跡に驚き喜ぶわけでもなく、ふたりの関係は自殺以後もまるで何も変わっていなかったかのように、ひたすら夫に都合のいい女性として人工衛星のなかで日常生活を営みはじめ、あまつさえ偽物たる自分を拒絶する夫に悩みぬいたあげく再度自殺を試みるところまで過去の妻と何ら変わっていなかったのです（ただし今回は自殺未遂にとどまります。なぜなら彼女は自分ではそれと気づいていないのですが、ソラリスの海が創造した模造品にすぎず、人間のように死ぬことはできない存在だからです）。つまり男がソラリスの軌道衛星上で再会する妻とは、彼がかつてそのように思いえがいていたとおりの妻であり、それゆえ暗い宇宙に浮かぶ未知の対象（惑星ソラリス）を解明するためにやってきたはずのこの科学者（人類の叡知のシンボル）は、地球においてきたはずの自分自身の過去、自分自身の眼差しの歪み、要するに自己の恥辱と対面する仕儀となったのです。

ここまでの話から映画『惑星ソラリス』が実在論と観念論の卓抜なる寓話としてできていることはおおかたお分かりいただけたことと思います。未知なる宇宙の神秘（惑星ソラリス）はいかなる方法によっても定義されません。なぜならソラリスは人間のいかなる属性にも適合しないからです。ソラリスはただソラリスを定義しようとする者の再定義をうながすだけです。それは人間に課された実存的問題にふれることを要求します（それでも人間はソラリスの探求をやめようとはしないでしょうが）。しかしただそれだけのことだったら、わざわざここでこの映画を採りあげる必要もなかったでしょう。大事なことは、かかる倫理とトラウマをめぐるこのテクストが映像媒体にとってもっとも重要な構成要素たる視線を中心に織りあげられているという事実にあります。たとえば蘇った妻の服を脱がせてやろうと、主人公が妻の背中の網紐に眼をやる場面があります。このとき頸から腰にかけて妻の網紐を眼で追っていくと、その途中で網紐と彼女の背中とが一体化し、網紐をほどこうにもほどけないことに気づき愕然とする主人公がえがかれます。本物そっくりにコピーされたはずの愛妻にも、微妙だが決定的なオリジナルとの相違点が見つかり、そこに妻に対する夫の無思慮が反映することになります。背中編みの女性服のディーテイルなど国家的事業を奉ずる科学者にとって取るに足らぬ些事です。しかしまさにそのどうでもいいことが傲岸不遜の証としていま眼の前に突きつけられたのです。ソラリスの海が完璧に複製したはずの妻にも瑕疵があった。しかもその瑕疵は男の妻に対する視線の無力さを露呈する、ほかならぬ自分自身の愛と認識の瑕疵だったのです。

こうしてソ連映画『惑星ソラリス』は視線を通したトラウマと倫理的覚醒のアレゴリーとなります。人類はその積年の努力にもかかわらず異星物とのコミュニケーションに失敗しますが、それも無理からぬことであったでしょう。なぜなら人類は妻との意思疎通にすらいまだ成功していなかったのですから。しかしそれでもこの物語が観客を真に感動させるとすれば、それは忸怩たる思いを通過したうえでの主人公の倫理的覚醒（恥辱の直視）がめざましい説得力をもってえがかれるからです。そしてもう一点見おとしてならないのが、この映画における特異な歴史観です。主人公にとって妻の自死は過去の一点に生起した一過性の事実ではありません。それは主人公の意識と無意識とを問わず、その良心に執拗につきまとう、いまなお進行中の事件なのです。そこに流れるのは過去と現在を峻別できない「人間のなかの歴史」です。しかもそれをたんなるトラウマと記憶の捏造という凡庸な問題系にとどめずに、自己欺瞞からの覚醒という弁証法的な問題として捉え返したところに、この映画の監督タルコフスキーの手腕と天才があります。こうした問題を映画という視覚的媒体がこれほど的確に描写した例をわたしは他に知りません。

＊本稿は、一九九九年十一月十二日、甲南大学で行った講演「映画における記憶とトラウマの表象方法」の原稿を今回書き改めたものである。

# トラウマと夢——トラウマ多き境界性人格障害のOがこの世に定位することの難しさ

横山　博

## はじめに

二十二歳時から十三年あまり、治療に関わってきた女性クライエント（以下O）の夢分析を中心とした関与の記録である。その過程は、慢性的に強い空虚感を持つOが、それを埋めようと必死に努力し、その度に喪失感を味わってしまうというスパイラル状の悪循環の連続であった。この世への結びつきの安定のなさゆえに男性にその繋がりを求め、そして喪失し、治療者に対しても、しがみつくような陽性転移と、極端な否定、攻撃の連続であった。これらは彼女の持つ境界的心性とその空虚感をあますことなく示している。治療が十余年にわたるため、夢の数は五千以上になり、ここではその一部しか辿れない。それでもOが激しい行動化から多少ともこの世に定位し始めた変容の様相が伝われば幸いである。枚数に限りがあるために夢を中心として、かなめ、かなめをまとめて述べることを御容赦願いたい。

# 一、治療の経過

## 第一期（X年八月）　Oの語る主訴と生活史――まじめな女子大学四回生のペルソナと漏れ出る行動化

初回面接時、二十二歳。彼女の訴えは、昨年夏頃からの不眠であり、さらに学校に続けて行けない、焦燥感が強いというものであった。また、中年の外国語の教師に可愛いからつきあってくれと言われ、困っているとも語っていた。

生活史では、高校二年時不明熱が出て学校へ行くのが嫌になり、自主退学をしたという。高校は某女子有名進学校で英語と数学がついていけなかった。しばらく家でぼーっとしていたが、親戚には教師が多く、大学は某有名大学と決めていたので、大検を三ヵ月の準備で極めて優秀な成績で合格し、いくつもの大学に受かったが、今の大学に決定したという。

家族関係では、七十代後半の厳格な祖母、大学に入った後は優しいが、それまでは厳しく、この祖母が父母の離婚の原因だという。しかし具体的なことはあまり覚えておらず、離婚は彼女が小学校六年の時らしい。母親はあまり好きでなく、冷たい人で離婚後会っていない。父親は優しい人で五十代。五十歳の時脱サラして喫茶店を始めたという。今再婚の話が出ているらしい。妹は二つ下、性格も違いあまり合わない。男友達はおらず性的なことは嫌いであると語る。とりあえず軽い睡眠薬を投与し、面接を続けていくことで合意して長い面接経過が始まった。筆者は当時、生活史から心理学的な問題をかなり抱えているなと思ったが、境界性人格障害（Borderline Personality Disorder, 以下ＢＰＤ）とまでは考えなかった。第二回面接において自発的に夢が報告される。

**夢1**　人に追っかけられて自分が殺されそうになり、ピストルで殺す。

この夢を一週間に三回見たという。その人は芸能人でハンサムな男の人。並々ならぬ男性への攻撃性が窺える。父親の再婚相手への強い攻撃性、「触れないようにしているが、すごく派手好きで連れ子まである」と語る。第四回面接では、母親へのネガティブな感情、父親の二番目の姉が二十歳で分裂病を発病、ずっと入院したままであると述べる。第七回面接、夢を見る。夢を書きつけてみようと話すと、彼女は快く了解。外国語の先生がうるさく、治療者が「〇が彼を好きになるはずがないと言ってくれて楽になった」と語る。筆者は操作的な匂いを感ずる。塾の教師を始めたとも言う。またこの三ヵ月、精神科受診を父親に隠していて、父は了解してくれたとも。第一〇回面接、塾長が酒を飲んでいて、自分の足首を触って腹がたち、帰ってしまう。しばらく後で塾も止めてしまう。以後男性イメージの変動、大学の外国語教師と治療者への操作的関わり、父親への攻撃性の消長が続く。これらは彼女の持つ空虚感をなんとか満たそうとするBPD的心性であろうことが次第に治療者に分かってくる。それは父親的なもの、性愛的なものの混交した、融合を求める無意識的願望の投影であろうと考えられる。第二二回面接、男友達とのデートを断りきれず、彼が家に来て、結局性的接触、以後パニックとなる。これまで兄みたいに思っていたのに……と。父親に対する強い攻撃性、「財産は祖父母のかせいだものばかり」と、高校時代は反抗ばかりしていた。初めて一つのトラウマに深く触れる。それからしばらく不安定な状態が続く。第二二回面接、次の夢を報告する。

**夢2**　自宅の居間で何かしている。火が焚いてあり、その火が私の着ていた服の左腕の袖に引火し、その火をお母さんに消してもらう夢。熱さは全く感じず火傷もしなかった。

「危ない、注意せんとあかんね」という話から、「今朝は母の実家に遊びに行く夢を見た、母はいるかどうか分からない」という話になる。危険な状態をネガティブな母親が救ってくれるとは印象的である。両価的な様々な思いが抑圧されているのであろう。数セッション前で、なぜか不明だが一～二歳時母親の実家で手厚く育てられたと語っている。レイプされたようなトラウマからやや安定する。父親とは口もきかない状態。母親のポジティブなイメージのすぐ後に次の夢を見る彼女である。

夢3　お父さんが母親と再婚しうまくいかず、母が父の心臓を包丁で突き刺し、妹がその上にとどめを刺す。私は母の味方。しかし父は死にませんでした。妹は母に可愛がられていたから。

なんとも凄惨な夢である。Oにとって家族のイメージは守りとなるにはほど遠い。

第二五回面接（X＋一年一月）、ここしばらくはレイプのように性関係を持った男友達と二日に一回のわりで会い、「このままでは勉強できない、別れる」と言う。第四一回面接、やや摂食障害の傾向が出てきて五〇キロ前後あった体重が四三キロまで落ちる。さらに辞めた教師への愛着とゼミの教師とうまくいかないことに悩む。治療者は、この年本来なら卒業のはずなのに、そうしていないことにほとんど気を留めていない。これはいまだになぜだか筆者にも分からない、少なくとも面接の課題にはなっていない。前回面接を拒否したのは本来はゼミの先生に向けるべきものだったと謝る。第四六回面接、意識的には無関心を装うも無意識は母親を求めている様子である。この頃母親の夢が多い。

夢4　母と一緒で昔の家族といる。家は知らない所だったが、こたつがあったのが印象的だった。母と父がもう一度やりなおそうと四人で同居している。しかし母はやはり嫌らしく、離れたがっている。私は母を手伝ったりして母に我慢して欲しい。しかし母はどしゃぶりの雨の中、父にあいそをつかし、私と妹の涙しての引き留めを断って出ていく。母とこれで会えないかと思うとあまりに悲しかった。私と別れる時のどしゃぶりの雨の中の母の頰が印象に残っている。

「あまりに悲しかった。母に去って欲しくなかった。それと私の母はあんな顔をしていたのかと深くこころに残った。母に会いたい。会わなくても母が現在どうしているか知りたい」。解釈は不要であろう。思春期に入りがけの母性剝奪は、幼少時とは違ったトラウマを残すのであろう。みずからの身体が母のように変わろうとする時、忽然と消える母とは少女にとっていかに見えることであろうか。彼女は語る、「つながりを求めるつもりはない。離婚は母の浮気。あの父だったら嫌になっても仕方ない。母を責めるつもりはない」と。

第六〇回面接、この年二月頃より発熱があるため内科医院に通い、そこの医師に恋心、夏頃より様々な男性と接触、性的関係を持ってしまい、内科医師と治療者とに操作的に接する。さらに水商売に勤める。第五九回面接では「内科医師が薬を止めよと言っている」というため、筆者はそうとう激しい調子で「内科の先生がどう言った、こう言ったというのは止めろ！　でないと治療を断る」と直面化する。Oは謝る。この時性的な奔放さから妊娠していることが判明、そうとう不安定となる。第六〇回面接、「これまで可愛い、可愛いと言われ、ぱっと放《ほ》られて淋しいところがある」としみじみと語る。ここにいくら男性に近づいても埋められない空虚感がある。結局中絶せざるをえない。しばらく不安定な状態が続く。第六七回面接、性的接触に関して洞察を促しても、「中絶したら終わりや」と言って聞かず。内科医が精神科の薬を飲むと中毒になると言うからもう飲まないと言って聞かず、拒絶的。前回より厳しく怒鳴りつける形で直面化。ここしばらくは治療構造が全く崩れている。

第七三回面接、Oが謝り、本人も「ようやく勉強をする気になった」とやや安定する。

夢5　大きな湖がある。大学の友人たちと見にいくんだけど、私は見ているだけで吸い寄せられそうで大変怖い。すると友人の数人がボートで湖に出ようとする。ボートは木で出来ていて作りが大変不安定なので、友人に危ないから止めるように忠告する。しかし友人は私の意見などそっちのけで出かけてしまう。そしてボートが湖の中心に行ったところで案の定転覆する。そして友人七人が死ぬ。私はその場を離れて、レスキュー隊の人と話す。するとその湖は水深六〇〇メートルあるそうで、再びぞっとして悪寒が走る。そしてもう一度湖の近くに行ってみると、今度は湖の中を走っている。水深が一番深いところで人間の肩ぐらいまでに変わっていて驚く。

Oは「怖かった、海とか湖は大嫌い」と語る。海や湖への怖れは無意識なるものへの怖れであろう。そこには彼女が直視することのできない未分化で破壊性に富んだ不気味さが潜んでいる。彼女の分身とみてもよい存在がそこに呑まれて死亡する。夢自我が止めていることと、最後に非現実的でありながら浅い湖のイメージが付け加わるのがせめてもの救いである。これがまだ彼女のこころの暗闇を示唆するものであることに治療者はまだ気がついていない。

第七九回面接(X＋二年一月)、軽い拒食があるが概ね安定して年を越す。ここで初めて、彼女の大学では二回生から三回生に進級する時に制限があり、彼女は出席日数を満たしておらず、「今年も進級できるか心配だ」と語る。第八〇回面接、「ようやく三回生になれた」と報告。第八三回面接、この頃はまた不安定となっていて、面接の後初めての間代性けいれんの大発作を起こす。本人は相当抵抗を示すが脳波検査を施行する。しかし結果は正常、ヒステリー性のてんかんが疑われる。

三月下旬施設に入所していた祖母が死亡、さほど本人に大きな影響を与えた様子はない。

### 第二期　境界性的心性の顕在化とOのこころの暗闇の深さ

同年三月、自分の性格のまとめを書いて持って来る。以下の通りである。「一、お人よしで滅多に人を嫌いにならないが、なったらとことん嫌いになるという極端な性格がある。二、真面目で優等生だった私が一時的でも水商売にいくなんて極端すぎる。三、児童期には家庭的にも愛情に恵まれていたし、良い先生にも恵まれた。人への思いやりはその影響だと思う。四、悪い方の性格は三つ子の魂百までもでしょうか。先生治して下さい」。

ここにも境界性が出ているし、家族が幸せであったというのは生活史の作り変えであり、さらにはもっと大変な生活史であったことが約一ヵ月後に明らかになる。第八六回面接、恐怖発作に襲われ来院、以下の事実を初めて明らかにする。「高校中退後より不良と接触、シンナー、覚醒剤に手を出し、三ヵ月間精神病院に入院した。時々被害妄想が出る。一昨日と昨日と、覚醒剤に引き込まれた友達Aと覚醒剤を注射した。するとタクシーに乗っても警察ではないかと思い、怖くて仕方ない」。覚醒剤常用によるフラッシュバックと急性中毒の重なりであろう。そうすると先日の大発作も後遺症と推測される。五日後父親来院、以下の事実が明らかとなる。Oは中学二年時にいじめや非行の傾向があって、某教護院に入所。その前に睡眠薬を大量に飲み、倒れていた。父親は家で商売をしていたが、彼女が中学二年の時離婚、商売も喫茶店に変えた。彼女は小学生の時は良く出来て優等生だった。父親もまた彼女が中学二年の頃アルコール中毒で入院歴があった。それ以来酒は絶っている。高校も行っておらず、大検で今の大学に入学した。ずっと止めていた覚醒剤に手を出したことが父親にはそうとうこたえた様子であった。第八七回面接、父は「先生と話してきた。ちゃんと学校に行かないとお金をださない」と言ったという。治療者は来歴の改変については、かくまでしてOは自分の優等生性を守らなくてはならないのか、と彼女自身のしんどさを思い、何も触れず。ただ覚醒剤については大検を受ける前までで、十九歳時よりやっていないと語り、間接的に高校へ行っていないことを認める。彼女の述べた父母の離婚の時期のずれは、尋ねてもよく覚えていない、ただ母は妹の方を引き取りたいと言ったとだけ述べ多くを語りたがらない。中学二年から教護院、いじめ、自殺未遂、父母の離婚と、思春期の一年にかくまでのトラウマが重なったら、その小さいこころではどうにも処理しきれず、抑圧ないしは解離が働き記憶が断片化していても無理からぬところである。治療者ももうそれ以上は触れなかった。

この頃大学へは不定期ながら行き続けるが、生活は荒れ、ほぼ一年間夢も書かなくなる。第九四回面接、不安定で父親が愛人と旅行に出かけたことで激怒、シンナーでラリっているという。そしてリストカット、肘まで切ってしまう。治療者にも怒りをぶつけ、以前関係のあった内科医師の所へ行くからと、面接前に三回も電話してくる。治療者は怒鳴りつけ、「もう来るな」と面接を拒否し、突き放す。しかし彼女は現れ、謝り、面接を受ける。また別の時には面接中にひどく治療者に毒づく。とにかくここしばらくは大学の教師二人、内科医、治療者への操作的関わり方が多く、その度に治療者は怒鳴りつけつつ、Oが治療者との約束した時間に来るならいつでも引き受けるというスタンスで接している。筆者はこの時カルテに、こうしたマニピュレーションは無意識に圧倒され、この世から切れて行こうとするOのしんどさに対する無意識的防衛なのであろうと記している。そして面接の開始前の電話の怒鳴り合いが嘘のように面接を受けに来て謝るということの連続で、治療者は面接の後、後頭部の頭痛でしばらく仕事が手につかないことも稀ではなかった。

第一一六回面接（X＋三年一月）「正月も父は自分の彼女と旅行に出かけ淋しかった」と語る。第一二三回面接、ベットから落ちたと不機嫌で、病院の事務所にも当たり散らす。二月某日午前三時に病院に「眠れない」と電話していることもあり、治療者はこれが機会だと思って、「事務所の人に迷惑をかけたことを謝れないなら、即刻病院を去って二度と来るな」と怒鳴りつける。というのは病院という構造自体が彼女の枠となっており、それを壊すような行動は摘み取っておかなくてはならないと判断したからである。結局彼女は比較的素直に謝る。

その後も不安定な状態が続き、大学教師二人が自分を奪い合っていることを語りつつ、数単位を残して新学期となっていく。第一三六回面接、また三日間覚醒剤をやってしまったという。治療者はもう一回やったら父親に報告するという。どうもこの頃覚醒剤の売人と知り合い、深い関係になったようで、その後も射ち続け、七月に入ると幻聴も出現、極めて不安定な状態が続く。この頃次の夢を見る。

夢6　Aと彼女の彼氏と三人で彼女の家にいる。そして覚醒剤を注射し、その量はAに任せている。そして夢の中でも被害妄想に悩まされて、ひっくりかえるような量を注射されてその間に売り飛ばそうと思っているかもしれないと思うが、どうでもよいやと自暴自棄となり、注射すると現実に射った途端に体に走る感覚が夢の中でも生じ、二回注射する。そして現実には覚醒剤が切れてもしんどいだけなのに体が覚醒剤を求めるようになる。しかししばらくして、あんなものくだらないと考え直す。

Aとはまさに彼女の、C・G・ユングの概念である影で、Oを覚醒剤の世界に引きずりこんだ女性である。Aが夢に登場したのはこれが初めてで、今後彼女のこころの暗闇が騒ぐ度に何度も登場してくる。Oはかなり危ない状況にある。この集合的世界で親密感を持てず、やくざなど集合的悪の世界、覚醒剤の世界でしばし親密性を感じ安らぐ。しかし今の彼女にとってこの世界も迫害的となっている。最後にくだらないと思っているのがせめてもの救いで、ここに期待をかけるしかないであろう。その後も生活は荒れ、売人はヤクザ関係で、債権の取り立てなどをやっているようである。そしてその仕事のために六月下旬より他県へ行っている。第一四三回面接、ぎこちないないおびえた態度で来院、あきらかに被害妄想、幻聴がある様子、Oも売人について行きホテルを泊まり歩き、避妊もせず性関係を持ち、妊娠が心配と情動失禁。今は彼女の生活を変えさせるために何を言っても無駄である。面接後外来で大発作を起こす。治療者は暗闇に呑み込まれてしまっている彼女の姿に絶望感を禁じえない。おそらくこの後また彼を追いかけるのであろう。翌日売人より治療者に電話があり、薬を飲まないとどうなるかと聞く。治療者は「発作の重積というのがあり、場合によっては死ぬ。そうなればお前は殺人者だ」と答える。約二週間後、O本人より某県へ薬を送ってくれと電話、治療者は断る。するとその日のうちに来院。第一四四回面接、昨日発作を起こし、薬も拒否され、あわてて飛行機で帰ってきたと言う。そして薬のために発作が起きてるのだからと主張、主治医を変えることを要求する。当然治療者は拒否し、他の医師にもそうしてほしいと要請する。しばらくごたごたが続くが、九月中旬に交通事故を起こし、三週間の休養が必要となる。怪我の程度は全身打撲だが大したことはない。当分父親が薬をとりにくるだけとなる。彼女にとってはちょうど良い休息となる身体的損傷であろう。第一四七回面接、事故はバイクに乗っている時に暴走族につっこまれたという。「ようやく大学に行きだした。今は売人と別れるかどうか考えている」と語った。以後治療者に対するネガティブな感情が消長し、薬だけということもあり不安定な状態が続く。この頃見た夢である。

夢7　昔の悪仲間、B太郎が立ち直り再会し、私とAが彼を奪い合いをしている。そして携帯の番号を教え合ってラブラブモードとなる。するとAが私と彼の仲の良さに嫉妬し、団地の下で言い争い、かなり激しい喧嘩となる。するとその間にB太郎から電話がありAに見せつけるように彼と話し、デートの約束をしてAの元を去っていくのであった。

B太郎はハンサムで、シンナーをやっていたが完全に立ち直った。影のイメージとの戦い方が暗いイメージを引っ張っているが、立ち直った彼とAの元を去るというのは悪いイメージではない。実際この頃より覚醒剤の使用はなくなっていった。しかし調子は安定せず、過食になったり、ダイエットを強化したりで次第に摂食障害の傾向が出つつあった。第一五五回面接、年末こんな夢が報告される。

夢8　私は幼なじみのSちゃんという子とエキスポランド（遊園地）に一緒に行くため彼女の家にいる。不思議なことに彼女は私と同じ大学になっていて、妊娠十ヵ月である。彼女の家は新築したはずなのに、その前のとても広い家になっている。出かけると覚醒剤をやっていた友達たちと出会う。その中の一人は私の後輩であり、腕を見ると注射の後がたくさんある。そしてまだあんなことしてるのかという理由でその子だけ相手にしないことにすると、その子が「何で私だけ相手にしてくれへんの」と言うので、「あんたその腕なんや、止めるまで口きかへん！」と言う。その子たちと別れてエキスポランドをめざすがその子たちのおかげで時間をとってしまったので、「この辺で居酒屋でも行こか」と誘うがSちゃんは「お酒飲んだら子どもに影響するから駄目」と答える。もっともな意見だから私も言い返すことなく従う。電車に乗り淀川を通る時、水が満ち足りて悠々流れているのを見て、大きな川だなあと思う。

Sちゃんという幼なじみの登場と古い家ということで、Oの気持ちは、それでもまだ良かった小学生くらいの心性に部分的に退行している。そして覚醒剤友達と別れを告げる。このやりとりはまるで幼女のやりとりに近く、彼女がほどほどのチャムシップを送りえていないことが現れている。居酒屋へ行こうとするが、子どものことを考えてお酒を飲まないという友達の意見に従うより方法はない。Sちゃんは0の送りえなかった女性性の自然な流れを体現している。悠々とした川の流れは、居酒屋へ行かぬことを選択した0のこころの安らぎを示していると考えられる。彼女は「もう覚醒剤は大丈夫と思う。始めたのは十七歳だった」と語る。この夢とほぼ同時期に覚醒剤を止めている。Aとの決別をテーマとした夢が多い。この十七歳頃のことも断片的にしか語られないが、レイプされたことなど、さまざまな体験があり、自分はセックスは嫌いで不感症になっているという。

第一六一回面接(X＋四年一月)、正月はずっと一人だった。売人の彼氏と別れてすっきりした。風邪をひきつつ、卒論の「曾根崎心中」を仕上げたという。第一六六回面接、卒業のめどがついた。卒業旅行にヨーロッパにいくつもりと語る。治療者は甲南大学へ移るが、これまで通り主治医を引き受けるつもりである旨伝え、0は冷静に受け止める。しかし状態は不安定で拒食の傾向、不眠が消長す。第一六七回面接、「父が卒業旅行のお金を出さない」と言って激しい怒りを表現、不安定さが続く。以降父親との喧嘩は続くが、結局一科目の単位が足りず卒業できないことが分かる。治療者は卒業できなかったことで怒る父親に、頭を下げるよう提案する。今の状況ではとても一人の生活はできないし、学生生活が延びて、生きていく枠ができたのだから形だけでも父親に頭を下げておけ、と。本人も納得し、父親も了解し、もう一年の学生生活を認めてくれる。

第一七四回面接、八回目の新学期、学校へ行き始める。週一回のみなので、暇があり危ない状況であるが、幸い、老指導教授が特別に課題を与えてくれて論文を書かせ、彼女もそれに興味を持って取り組んでいる。売人の元彼氏や、覚醒剤友達から電話があり不安定な状態は続くが、覚醒剤には手を出していない。第一八四回面接、部屋から覚醒剤と注射器が出てきて、病院まで持ってきて治療者以外の医師とともに捨てる。この頃は電話も少なくなりやや安定する。幼なじみの、今は医師となっているボーイフレンドとの付き合いが始まる。第一九五回面接、時期はもう秋になっていた。大学へ行ってはいるものの、また不安定となり、覚醒剤の誘惑の夢を見ている。来院する前に何度も電話してくるのでまた治療者は怒鳴る。面接で聞いてみると、妹も父が嫌いだと家を出たという。この頃より治療者への陽性転移が強くなり、何度も治療者の夢を見るという。第二〇四回面接、母方祖母より連絡、「いいことあるからおいで」と言われる。「たぶん母のこと。会えるかも。十四年間も会っていない、いい感情を持っているかどうかわからない……」。母親と会っていない期間が止まっている。彼女にとっては治療開始四年を経ていても「十四年」には変わりない。治療開始時にも「十四年」と語っていた。

第二〇五回面接（X＋五年一月）、「正月、一人。夢で、祖父母に甘えるように先生に甘えている」と報告する。次回にも、「最近は先生の夢ばかりで、例えば『先生に三角関数を教えてもらっている。あの女（父の彼女）に電話したら、これから宵戎に行くと言われる』という夢を見た」と報告する。祖父母とは母方である。遠く得られなかった原初的な愛着に対する渇望が祖母の電話で賦活され、その想いが治療者にこれまで以上に転移されている。一方で愛人の方ばかりに向き、自分の方に愛情を向けてくれない父、その彼女への憎悪がすさまじい。レポートを提出し卒業が決まったという。進路のことがまだ定まらず、一方父親が彼女と卒業式に行くと言ったことに反発、結局式には出ず。そのことでやや不安定になるが、三月卒業式が終わった頃から安定する。

### 第三期　母親との再会と決別――満たされることのない融合への渇望

安定も束の間、探すと言っていたアルバイトもままならず、今度は知性は高いが精神分裂病を病む男性との付き合いを始め、不安定な状態が続く。第二二〇回面接（五月）、実母より電話、「祖母のところで会わへんか、一諸に暮らさへんか」と言われる。実母は某県で再婚し働いている様子。「母は家出の後、五日ほど私と妹のことを想って泣いていたという。そんなものかなあ」。ひどく動揺している様子である。第二二一回面接、「母は毎日電話してくる。いまさら母と言われても」と抑うつ的。六月初め、祖母宅で会って酒でも飲もうかということになる。第二二三回面接、母に会い、泊まる。怨みが全然なく、母の気持ちが分かる気がする。第二二四回面接、さらに祖母宅で二泊、「母はわんわん泣いていた。自分は泣かなかった」。一方で睡眠が不規則となる。表面的にはアパシー的で感情の変化をあまり見せないが、深いレベルでは相当動かされていることが窺える。第二二八回面接、ダイエットがひどくなり二キロ痩せる。母親からの電話は毎日、彼女には次第にうるさく感じられるようになる。分裂病の彼とは付き合っている。「抑うつ的でただ死にたいだけ」。覚醒剤にも手を出さず暗闇の部分にやっと耐えている印象が伝わってくる。第二三二回面接、焦燥感強し。母の電話は三日に一度になった。次第にネガティブな気持ちが強くなる。母にはテストが九五点以上でないと怒られた。母は子どもが好きでない。パチンコ屋の店員と家を出た。次第に母親がうとましくなり電話も断る。父とはうまくいっている。

夢9　母親が暴力団関係者とつるんで売春を行っている。私にも売春をするように言ってくるが断る。すると母親は私を殺そうとしてくる。母親の浮気相手で今も一緒に暮らしているKという男が私みたいに大学まで出た人間が働きもせず家にいるのはあかんと言っている。私は「母親の浮気相手の分際で私に干渉するな！　私は就職のためでなく勉強したいから大学に行ったんや。この無学歴の低能が！」と怒っている。

Oは母親への両価性を持ちながらも、とりわけその怒りはすさまじい。それは捨てられたことへのルサンチマンであり、BPDの人が持つ、個人的なレベルを超えた集合的無意識から噴出してくる元型的怒りそのものであろう。特にその伴侶への怒りには圧倒されずにはおれない。優しきエロスと結びつくはずの性が、本来それを補償するべき存在の母親自身において商品化され、あまつさえそれに従わない彼女を殺そうとする。Oにとってエロスでもってこの世と繋がることがいかに難しいかを窺わせる夢である。この後母親から電話あると切ってしまい、十一月には「母から電話がかかったらぎゃーと言いたくなる」と語り、母親との当面の関係は切れる。しかし何かが解決したわけではない。このことは深層では、融合への理想化された渇望のマグマとして生き続ける。ここしばらくは不安定で、分裂病の彼との付き合い、摂食障害で揺れ続け、新しい年を迎える。年末に見た夢である。

**夢10** 私は教護院が大学になっているところに存在している。そして現実に一度入所しているので二度目の入院となる。二度目ともなるとなかなか退院しにくく苦しい日課を過ごすことになる。見ると向かい側に普通の男女共学の大学があり、私はどうしてもその大学の男子学生と友人になりたくて高い柵を越えてその大学に入る。そして友人が出来て今度は反対に男子学生は柵を越えて学院兼大学に入って来る。私は一人の学生と恋仲になる。私がお忍びでもいいから寮に遊びに来てくれと言うと、彼は柵を乗り越えて来てくれて毎晩セックスばかりをするのであった。

何とも淋しい夢である。教護院というういわば矯正施設と大学が合体していることは、彼女のトラウマとなっている施設体験が大学でも生き続けていることを示している。しかも含蓄としては施設のイメージの方が強い。そこに忍び込んできてくれる男性こそ、彼女の中で融合の体験を与えてくれる理想化された男性像であろう。しかし彼女は、先述したように、関係性を伴った形でエロス性に開かれているとは言いにくい。二人の関係は本人が嫌悪感を持つセックスに耽ることでしかなかったのである。当時の彼女の心性はまさにこのイメージに貫かれていて、年が明けるとそれが現実のものとなる。

第二四八回面接（X年＋六年一月）、不眠で不安定。以前の大学教師との付き合い、病気の彼との間で揺れ動く。さらに摂食障害の消長の中でこの年は過ぎていく。第二六〇回面接、「妹と父に騙されていた」と言う。父が保証人で妹のマンションを借りていたのだった。父親が嫌で家を出ると言った妹の言葉が嘘と知ってOは怒り狂う。おそらく妹は、Oの行状に耐えきれず家を出たのであろう。数年後妹は結婚するが、その時もOには何も知らされず披露宴にも招待されていない。同じ頃に父親も二年前に愛人を籍に入れていたことを知って激怒し、大きな孤独感、空虚感、見捨てられ感を味わい生活は荒れていく。性的嫌悪感を強く持ちながら、彼女の融合感の欠如を埋めてくれる可能性のあるものは性しかなく、分裂病の彼と関係を続ける一方で、大学教師のところへ出入りし、埋めようとして埋め切れぬ想いのなかでこの年は暮れていく。

第二八七回面接（X＋七年一月）摂食障害が次第に顕在化してきて不安定、一方病気の彼は結婚を望み、Oは相変わらず大海の木の葉のように揺れている。そしてそうなると父親への憎しみが強くなり、愛人を籍に入れたことを怒り、財産分与も認めないと荒れ狂う。

五月に入ると分裂病の彼とはすっぱり別れ、今度は元ホストの年下の男性と知り合い、彼のアパートに泊まり込む状態から同棲生活へと入る。彼に高価なブランドの洋服を買ってやったり、稼ぎの少ない彼のために水商売で働いたりして、次第に疲れてくる。第三一六回面接、彼がお金がないというので全部出してあげている。Aが夢に出てきた。もう生活に疲れ果てる。治療者は別れることを勧める。第三二〇回面接、「もう生活はやっていけない。セックスだけの生活はもう嫌！　なのに父は、彼はいい子だと薦める」と、やり場のない怒りに振り回される。治療者の勧めもあり、その後いったん彼のアパートを引き上げるが、彼への想い、執拗な電話攻撃でもう一度彼の元に帰り、最終的に別れたのは十一月に入ってからであった。かくもOは無識別的に男性が与えてくれると思う融合の感触に振り回され、結局は破綻するという形をとるのであった。おびただしい量の分裂病の彼、元ホストの彼の夢があるが、性と彼らへの両価的な思いの繰り返しである。元ホストの彼の夢は時には迫害的な色彩を帯び、その合間にくだんのAのイメージ、教護院のイメージが出てきて、彼女の暗闇がぽっかり口を開けるということの繰り返しであった。

**第四期　摂食障害の増悪を経た後から相対的安定期へ**

元ホストの彼と別れたあとも彼からのストーカー的な電話攻撃が続き辟易し、摂食障害、不眠に悩まされ、通院もままならぬ中で翌年を迎える。

第三三四回面接（X＋八年一月）、摂食障害が強くなり、一日六〇〇から八〇〇キロカロリーしか摂取しない生活が続き、体重が四四キロまで落ちてくる。元ホストとの関係でもうセックスは嫌になる。この頃、友達の妹に「セックスしたことある？」と聞き、「ある、めちゃ気持ちええで」と言われ、「私、性的不能者やねん」と答える夢を見ている。Oは男性との融合体験が性のみだけではないということにどこかで気が付きつつある。現にこれまでのような激しい性的な行動化は、元ホストで最後であった。第三六六回面接、この約半年間は摂食障害の消長に明け暮れる、そして今回、四二キロから三八キロに痩せると言って聞かず。これまで補食として飲んでいた経口の栄養ドリンクも拒否する。以降これまでにない強い拒食傾向が続く。第三六九回面接、体重三五キロまで減少、四日間何も食べなかったという。その後幼なじみの医師が三回食べさせてくれたと言う。彼が「主治医の言うことを聞かないとあかん」と説得してくれる。この後栄養ドリンクを飲み始める。父親はいつも黙って冷蔵庫に無くなっているものを補充するという行動をこの一年間続けていた。第三七二回面接、一時持ち直すも、またみかん一個しか食べないで、緩下剤のコーラックを一〇錠飲んで下痢しているという。治療者はもう話す言葉もなくなり、「三〇キロまでは待つ、それ以下になると医療的介入をせざるをえない、とにかくそうならないよう祈る気持ちだ」と、絶望感の強い気持ちを背後に持ちつつ伝える。この時は三三キロ位までに落ちていたと思われる。上肢は枯れ木のようになり、口唇部の周囲は上、下顎骨の溝が浮き出ていた。後に考察で触れるがこの時何かが、二人の間に働いたのであろう、この状態が底となり、回復に向かった。この年はほとんど夢の記録が見られない。

第三七五回面接（X＋九年一月）、体重が三九キロにまで回復した。「また拒食しようか、四〇キロを越えるのが怖い」とさほど深刻味なく話す。コーラックも二錠まで落とした。ひどい時は四〇錠まで飲んでいたと告白する。

これ以降現在に至るまで、多少強めのダイエットという程度のことはあるが、四三キロを切ることはなく、男性への性的な行動化もなく比較的冷静に送っているが、この世に何らかの形で定位できるにはまだ時間が必要である。X＋十年に見た印象的な夢を最後に挙げておこう。

夢11　私はある罪を犯し、その罰として、地上の世界からエレベーターの、四〇階も下に作られた地下の、絶対に逃げ出すことのできないジャングルで構成された何も人間らしいものがない所で、何十年か生きていかなくてはならないという現実に直面させられる。何年経ったのか、気づくと自分はもはや人間としてではなく、言葉も忘れ知性も何も持たない猿人としてそのジャングルで生活していることとなっている。本当にジャングルの自然と戦い、またはそれに恩恵を受けて生活している猿人である。そして刑期を終え、教官らに連れられ、というより保護されて上の世界に上がることになるが、もはや自分は人間らしさを持ち合わせていない一匹の猿同様である。上の世界では美しく着飾った女性たちがブランド物などくだらないこと（猿人にとってはどうでもよいこと）で見栄の張り合いをしたりしている。そして自分は猿人になっているのに、自分のことをあの「狼少女」と照らし合わせる。そして女性の教官に徐々に昔のように人間の使う言葉を思い出してきたと動作で告げ、なぜか英単語の disorder, confusion, overcome, conscience などといった言葉を黒板にチョークで記すのであった。そして社会復帰のリハビリを受けるのであるが、罰として与えられた猿人としての生活が心地よく感じ、自然と、お友達としての猿二匹位をもらえないか頼んでみようかと思うが、無理だなと諦めるのであった。

Oはこの夢に大変なインパクトを受け、「その凄さは言葉で言い表せない。nature を超越した nature で、すさまじい experience をした夢だと思う。この夢での地下の猿人としての生活は、こころの無意識よりもっと奥にあるのものではないかと思い、先生がいつもおっしゃるように、自然に逆らおうとしたら……ということを深く思った」と語った。実に印象深い夢で、ユングのいうヌミノーゼ体験を伴う超越体験を与えたと言っても過言ではないであろう。人との繋がりを求め、かなわぬエロス性を求め挫折した後、彼女のこころは自分の身体性に向いた。治療者は拒食を始める度に「それは身体という自然に逆らうことである」と話していたのである。もともとエロス性と結合を欠いた彼女の、これもユングの概念であるアニムスは、一つにはみずからの暗闇を補償するかのように勉学に向き、短期間で大検をパスし、大学に入学、指導教員に目をかけられるほどの成績を収めた。そしてこの方向でのアニムスの役割が一段落し、今度それは男性へとエロス性を求め、かって得られることのなかった融合を渇望し、これに失敗した時、彼女のアニムスはもっとも原初的な形となり対象関係に開かれず、みずからの身体性をロゴスでコントロールする形となっていったのである。(1) 夢の地下四〇階のイメージは無意識への沈潜であろう。罪、教官のイメージはまだ教護院のそれをひっぱっている。言葉を忘れ、狼少女になるほどの無時間性の罰は彼女の魂に与えた傷の深さを示している。そして猿人、彼女を悩まし続け、様々な行動化を繰り返させたこころの闇は、今や猿人という人間に近いものにまで変容してきたのかもしれない。しかしそれを自分のものとして統合できるものとするには、まだ時期尚早であるようだ。英語の順番も、障害、混乱、打ち勝つ、良心とプログレッションの方向を辿っている。この無時間的な地下への沈潜は、ユングのよく使う「インキュベーション（incubation）」そのもののイメージであろう。

　これ以降の経過は省略するが、軽いダイエットにまだこだわるも情動的には安定し、散歩を行い、覚醒剤などとは全く縁のない生活を送っている。そしてこれまでのルイ・ヴィトンなどのブランド物で固めた服装感覚も変わり、ごくラフなものとなっている。しかし頑固な不眠傾向と、時々訪れるフラッシュバック的な被害妄想と不機嫌症のため、薬物は欠かせない。まだOはこの世に定位できる方向性も見出せてはおらず、これらが今後の課題であろう。

## 二、考　察

### 一、Oの心性

四期に分けて彼女の心性を見てきて、概括はその中で論じてきた。彼女の境界性人格障害の心性は実にすさまじい。それに操作性の強さ、わざとらしさなどを考慮に入れると、多少演技性が混交していると考えられよう。てんかん性の大発作は、ヒステリー性か覚醒剤の後遺症か、鑑別不可能である。

それにしても、彼女の中にある集合的世界で「優等生」である部分と、こころの暗闇の部分の極性が激しい。集合性の中での「優等生」ぶりは学業ばかりでなく、自分の家の格にまで及んでいる。いわゆる社会的下層の人たちを激しく軽蔑する。この軽蔑の感情は、精神病院まで入らざるをえなかったし、一時は覚醒剤の売人と同居し、売り飛ばされ、苦界に身を沈めざるをえなかった可能性もある、彼女のこころの闇の部分に対する反動形成なのかもしれない。一方でこころの闇の部分はすさまじい。思春期の入口で、後述するトラウマに直面し、生活は荒れに荒れる。教護院での生活は、二十年近く経た今でも繰り返し夢に出てくる。その後十九歳時大検を受けるまでの詳しい事実経過は辿れない。しかしその生活の象徴的存在としてAのイメージが現れる。そして危機状況になると必ずといっていいほどAが夢に現れる。とうとう彼女の方から「先生、またAが出てきた」というまでになる。しかし、男性との行動化の時はまだ現れてはいたが、夢7でいびつながら決別したように、次第にそのイメージは夢から姿を消していく。

今一つの大きな行動化として男性と性の問題がある。本論では主に三人の男性との関係について述べたが、三人に共通することはOの基礎的な存在を脅かさず自分が優位に立てると思える人たちで、その人たちに可愛いと受け入れられ、マゾヒスティックに性的に奉仕するという構造である。しかし性関係を持っても持っても彼女の求める融合感は得られないし、ずっとかかえる空虚感も埋められない。事実の程は明らかではないが、十代のレイプなどにより自分は不感症であると語る。とまれ彼女が性そのものを好んでいないことは事実のようである。幼なじみの医師とは、かくも世話してくれている関係であるが性関係はない。結局これまで述べてきたように、彼女のエロス性とは関係性の深まりを含みきれず、即物的な性に固定化されてしまっていて、男性からの性を受け入れないことが見捨てられることに通ずると彼女は感じていると考えられる。なぜ彼女のエロス性はかくなるものになってしまったのであろう。

それは一つには母性の守りの薄さである。父方祖母も母親もともに厳しく勉強させ、特に母は子どもを好きでない人、テストで九五点以上とってこなかったら怒る人とOは表現している。そのうえ後述する母親の家出というトラウマである。小学校の時は父母の喧嘩が絶えなかったと彼女は語る。ユングは、ネガティブマザーコンプレックスをもった娘の成長していく過程の一つにエロス的側面の過剰肥大を挙げ、その背後に父親への無意識的な近親姦願望を挙げている。(2) 現にOは父親に激しい憎悪を示す一方で、彼の愛人に強い嫉妬を示し、ある時は「実は自分は父が好き、お父さんみたいな人と結婚したい」と語っている。しかしそれにしては、父親の彼女へ注ぐ愛情は薄く、守られた体験を求めるには治療者への転移、父親イメージに近い大学教師への愛着、先述の男性への性による奉仕しかなかったのである。

もう一つの問題点は摂食障害である。これは消長しながら治療の相当初期からあったが、一番深刻になったのは、X＋九年の出来事であった。薬物、男性への行動化が収まった後の摂食障害の悪化はいかなる意味を持つのであろうか。筆者はこれにはまだ明確な解答を得ていない。ただ先述のように、アニムスがもっとも原初的な形で自己愛的に自我を占有した存在としてのアノレキシアについて筆者は論じたことがある。(3) この理論が彼女にもあてはまるように思える。知的に生きることでみずからのこころの暗闇を抑えてきた彼女は、みずからのこころの破壊性に圧倒され覚醒剤で意識を飛ばしていた時期から、異性という対象関係の中に融合感の欠如、空虚感を埋めることを求めるが、これも失敗する。この投企は外向し外に何か埋めてくれるものを求める行為である。それが失敗した時、エネルギーは内向し、みずからの身体へと向かう。しかしそれは無意識の中に沈潜し創造に至るというより、痩せて細い女性になることによってこの世に繋がるという外向的側面(見捨てられることへの恐怖)、すなわち境界性人格障害のこころの暗さをも示している。それがもうしばらくで死に至るかもというぎりぎりの時点に立った時、治療者と彼女の間にこれまでと違った位相が開け、展開が起こったと筆者は考えている。それは「祈る」という他にない、二人を越えた何かに身を委ねることを意味している。これは筆者が別の論文で書いたように、本質に向けて実存する――それは決して本質に到達しえないこと、それは神の領分であることを知りつつ、みずからの人間としての実存に立ち、神になることを犠牲に供しつつ、なおも本質を求めて生きていくということであろう。ユング的に語れば、元型的レベルの超越機能で大いなる力に包まれるということなのかもしれない[4]。治療者である筆者はどこかで、彼女は死ぬかもしれぬと覚悟していた。この人はいったん死の世界のすぐ近くまでいかないとエネルギーの逆転もないであろう、という意味において。このことが後の小康状態へとつながり、夢11の印象的な夢に至るのではと推測される。

Oの今後についてはまだ予断は許されない。気分の小さい変動に襲われるし、頑固な不眠が続いている。さらに時折フラッシュバックでどこかへ売り飛ばされるのではという被害妄想も消長する。しかし何よりも肝心なのは、この集合的世界にみずからの位置を安定した形で定位できないことにある。父親に経済的に頼りながら何とか生きているが、横の繋がりもない。なにも働き、いわゆる自立することがすべてであると思わないが、とすればいかなる定位の仕方があるのであろうか。先述したように彼女の中には反動形成のように下層社会、知的でない人々への軽蔑心がある。このことがより一層彼女の横への繋がりを困難にしている。しかしいわゆる知的な世界で生きる機会もその持続性にも乏しい。何とも生きにくい彼女である。かくまで彼女を追い込んだトラウマとは何だったのであろうか。

## 二、トラウマと夢

S・フロイトが、神経症のトラウマ理論を離れむしろ抑圧の方を重視するようになっていったのは周知の事実である。ユングはこの変化の理由として、外傷の探求が困難であること、それゆえにそこに固着している情動の解除反応(abreaction)も困難であること、暗示療法よりはるかに医師の特別な質が要求されること、そして――おもしろいことに――グループ療法ができないためもうからないことなどを挙げている[5]。もちろんトラウマが客観的事実かどうかは別にして、患者の心的事実として傾聴したことにはフロイトもユングも変わりはないし、例えば一般論として、幼少時の性的虐待がその人の性的同一性の在り方に大きな影響を与えていることは間違いない。最近の世相ではPTSD(外傷後ストレス障害)、ASD(急性ストレス障害 Acute Stress Disorder)として急性も慢性もあまり区別されることなく使われているのは問題があろう。しからばOの場合のトラウマとはいかなるものであったのだろう。彼女は幼少時から守りの少なかった家庭環境、優等生でなければならなかったこと以外は多くは語っていない。したがって還元論的に見ていかなる問題があったのか不明である。家庭の状況からして、この頃に何らかのトラウマがあったと考えても無理はないと思われる。そして何よりも人生を狂わしたのは彼女の中学二年（十四歳）時の父母の離婚である。この時の記憶は明らかに抑圧、ないしは解離されていて、彼女自身の記憶では小学六年となっている。この頃彼女は教護院に入るのであるが、いじめられていたこと以外の記憶は断片的であまり想起しないし、治療者も事実関係としてどうかは、ほとんどまとまって聞いていない。ここに大きな、彼女にとってのトラウマがあると考えるからである。筆者はここに焦点をあてる方法をとらず、それがどんな形で、言葉、イメージ、夢として語られるか、本人の問題とする仕方に任せている。ＡＳＤの場合は特に、そしてＰＴＳＤにおいても、筆者は一般にはトラウマそのものに焦点をあて過ぎる傾向が稀ではないと考えている。Ｏの治療経過で明らかなように、受けたトラウマは一つであるわけがなく、一つのトラウマが次のトラウマを生むという形で連鎖的に繋がっている。教護院、覚醒剤、レイプそして精神病院入院など、これは思春期の入口で母性剥奪というトラウマを味わったあとの、ユング的に言えば、破壊性へと向かう負の布置（constellation）である。こうしてまさに無意識の破壊性に翻弄されたＯは、大学に入学した時点で立ち直ったかに見えた。しかしその後の経過は、彼女は境界性人格障害という形、すなわちその心性でのみ、ようやくこの世に踏みとどまりえたということを示している。そしてそれとは違った形でこの世と繋がるためには、「優等生」という形、いわば偽自己を作って存在していた形を壊し、治療者の見守るなかでもう一度境界性の心性を生きなくてはならなかった。しかし道はまだ途中である。彼女のカルマであろうか、残酷な人生を背負う運命にあるものである。

この治療経過の中、Ｏは五千以上もの夢を書き残した。ユングが夢の基本的機能は補償（compensation）にあるとしたのは周知の通りである。

ユングは、還元論的、展望的（将来の見込みを示す）、補償的という見かただけでは、夢のタイプを網羅できないと論じている。つまり、反応夢というタイプの夢があるというのである。このタイプの夢は、強い情動の備給された体験の再生産であって、これは分析しても深い意味はないものとされている。このカテゴリーに、多くのASDの、そしてかなりの部分のPTSDの夢が属するであろう。しかし一方、このタイプの夢が、夢見手の気づかない象徴的意味を持っている場合もある。この場合は単なる反応夢とはいえない。それはトラウマと結びついているばかりでなく、身体の障害による神経的な反応と結びついている場合もある。特にそれは戦争の場合によくみられるという。さらにユングは、トラウマの夢には、繰り返し見ることによってトラウマ自体のエネルギーが自律性を失い本来の心的機能の階層性を取り戻していく象徴的な意味をもつものがあるが、それは、本来的な意味での補償的な夢とはいえないと語る。そのような夢は、トラウマ的な刺激がこころから引き離され(spilt-off)自律的になっているため、その意味が汲み尽くされるまで同じ夢が繰り返されることになるのだという。しかし反応夢なのか、トラウマの象徴的な意味の再現なのかを決定することは難しいとユングは続けている。トラウマの象徴性に意味があり反復される夢は、解釈が正しければすぐにおさまるが、反応夢の場合は分析してもトラウマ自体のエネルギーの自律性が失われるまで、そのまま繰り返されると語っている。(6)

ユングのトラウマについての見方はまだフロイトに影響を受けているようで、たとえそれが象徴的な意味を持っていたとしても、ある程度特定されたこころから自律的になっているものと考えている節がある。しかしOの場合はさほど単純ではない。それは彼女の人格構造の中に深く入り組んでいて、彼女のこころの総体を形成していると言ってよい。それでも夢には流れが見られる。枚数の都合上ほとんどの夢は捨てているのであるが、だいたいここに挙げたテーマを螺旋的に繰り返していると言えよう。いくつか取り上げてみよう。

最初は比較的温厚なペルソナの下に隠されたすさまじいばかりの攻撃性である。中学二年の時の母性剝奪からくるどこにも向けようのない怒り、教護院、覚醒剤仲間などチャムシップをいびつな形でしか過ごせなかった抑圧された怒りなど。これらはまだマグマのように彼女のこころに渦巻いているが、最後の夢では猿人という形で取り扱える可能性のあるものになっている。第二には母親への想いである。夢2、夢3などに見られる、十年以上も経ち、その面影すら忘れてしまった母への渇望、これは同時に母なるものへの想いでもあろう。しかし現実の出会いは何ももたらさない。それ以降は母親の夢はいっさい報告されていない。夢9で悪意の母親が登場する以外は。しかしまだ彼女のこころの中では解決しているとは思えない。第三にAのイメージである。覚醒剤使用が明らかになってからつい数年前まで、Oのこころの中で空虚感、破壊性が騒ぐ時、絶えずAは夢に現れてきて、覚醒剤、悪へと誘う。最初はAとともに覚醒剤を注射するというものであったが、夢6、夢7が示すように次第に決別するイメージが多くなり、ついには消失していった。第四には教護院のイメージである。ここでは夢10にのみ挙げたがこのイメージが今もよく現れる。ユングに従えば、ここで体験した彼女の心的内容は未だ汲み尽くされていないということだろう。彼女はいまだに同性の中に入っていくことを極度に嫌い、そこでは嫉妬と羨望ばかりだと語る。影のイメージがいびつな形で交錯したチャムシップの体験時におけるトラウマがまだ解決していないということであろう、第五には男性への想いである。この夢は性的内容が多く、かなり控えて夢10のみしか出していないが、彼女にとってとりあえず空虚感を埋めてくれると期待を持つのは男性的存在である。これには父親的イメージも、治療者のイメージも含まれている。しかし先述したように、異性との関係の中でエロス性がいかに働くかについてはまだ充分な深まりを見せていない。ここに報告したいくつかの男性との関係の例は、即物的な性の例のみで、彼女の空虚感を増すのみであった。

## むすび

トラウマと夢の問題を一人の女性、境界性人格障害のクライエント、Oを通じて見てきた。この中でOのような病態の場合、トラウマと夢とは因果論的、病因論的に単純に結びつくものではなく、反応夢のようにさほど簡単に夢を通して情動の解除反応が起こるものではないことを明らかにした。それでもトラウマに影響を受けた夢は、見捨てられる怖さゆえに現世的にしがみつき、ともすれば単調になりがちな面接に深みを与え、例えば夢11のような元型的なインキュベーションのイメージとヌミノーゼ体験をもたらし、彼女の今後の可能性を感じさせる役割を果たしていることがおのずと示された。これはユングの語る夢の補償性、目的論性そのものを示していると言えよう。最後にこんなに大変な体験を報告することに同意してくださったOさんに感謝を述べるとともに、この論文が彼女の生きてきた、そして生きようとしている軌跡をそれなりに描きだしていることを願いたい。

### 註

（1）横山博「表現の砦としての身体」、河合隼雄総編集『心理療法と身体』（講座 心理療法 4）岩波書店、二〇〇〇年、六九－一一四頁。

（2）C. G. Jung, The Archetypes and the Collective Unconscious, *Collected Works*, 9 (1), Princeton University Press, Princeton, 1959, pp. 88–89.

（3）横山博、前掲書。

（4）横山博「あまりにも早く逝った境界性人格障害、Sの鎮魂のために――神性を表現する境界性人格障害に対する目的論的見方についての試論」『甲南大学臨床心理研究』（甲南大学カウンセリングセンター）第九号、二〇〇〇年、一－一七頁。

（5）C. G. Jung, The Practice of Psychotherapy, *Collected Works*, 16, Princeton University Press, Princeton, 1954, pp. 22–23.

（6）C. G. Jung, The Structure and Dynamics of the Psyche, *Collected Works*, 8, Princeton University Press, Princeton, 1960, pp. 260–261.

# 表象の〝トラウマ〟——天皇／マッカーサー会見写真の図像学

北原　恵

## 序

現代アーティストのＢｕＢｕと嶋田美子のコラボレーションに《１９４５》という作品がある（図１）。これは、一九四五年九月二十七日、昭和天皇がマッカーサー元帥をアメリカ大使館に訪れ「歴史的会見」を行なった際に撮られた写真を、アーティストたち自らが二人を演ずることによって再現した作品である。日本国民に敗戦の事実と屈辱を決定的に刻印したと言われる、あの写真である。演じられた会見写真は、白いフリルで縁取りされた真っ赤な可愛いハートの上に貼り付けられ、ハートのなかには金色で描かれた「１９４５」の数字が見える。まるでバレンタインのチョコレートの箱のようである。マッカーサーと天皇のセピア色の写真は、生々しいロマンチックラブの装置の中に閉じ込められたまま、「愛の思い出」よろしく、ちょこんと納まっている。

会見写真の男性二人も、よく見てみるとおかしい。

嶋田美子の演ずるマッカーサーは、黒っぽいズボンに編上げの軍靴を履き、ネクタイを締めてサングラスをした上にコーンパイプまでくわえている。「実物の」会見写真では、マッカーサーは、白っぽい上下の軍服姿であり、パイプ

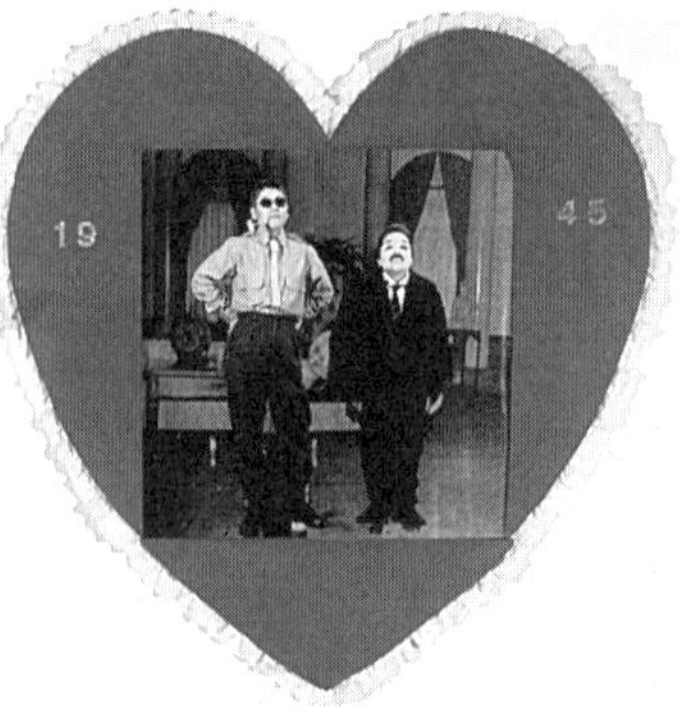


図１　《1945》
BuBu & 嶋田美子（1998年）

もサングラスも持っていない。嶋田は、マッカーサーのトレードマークであったコーンパイプと、レイバンのサングラスのイメージを巧みに織り交ぜながら、「本物の」会見写真よりもマッカーサーらしさを演出しているのである。一方、ＢｕＢｕの演ずる昭和天皇は、眼鏡もかけずに福福しく目尻を下げてボーっとした表情を見せている。ＢｕＢｕと嶋田は、会見写真の上に直接自分たちの異装写真を貼り込んで制作しているのであるから、本物との違いは記憶違いによるものではなく、意識的に作り上げられた差異であることがわかる。

　だが、この作品をギャラリーで見る日本人たちは、一目で「ああ、あの写真ね」と了解し、細部の違いには気がつかない。それどころか、演じられた天皇とマッカーサーが、どれだけ「本当の彼ら」に似ているか、自分たちの記憶を拠り所に評価を始めるのである。天皇よりも圧倒的に大きく偉そうにしていた、というのが会見写真におけるマッカーサー像の記憶なのであるから、誇張された彼の男性性と行儀の悪さは、記憶と齟齬をきたすことはない。さらに興味深いのは、これらの鑑賞者にとって、圧倒的に大きく偉そうなマッカーサーと小さな天皇の像は、もはや屈辱やトラウマを与える象徴ではなく、日本人の女によって演じられた過剰な虚構性を楽しむ場へと変換されている点である。

　作品制作後、彼女たちに尋ねたインタビューのなかで、ＢｕＢｕは、昭和天皇を演じてどう感じたかという質問に対して次のように応えている。

「全然、自分でも何の感慨もなかった。……その感慨のなさがポイントかなとか思って。もちろん戦争責任という意味では昭和天皇という人に私は関心があるけれども、それをここで言おうとしたわけではないし。(1)」

ＢｕＢｕは、自分が昭和天皇にどのような関心を持っているのかをわざわざ断った上で、マッカーサーとの会見写真の作品制作に当たっては「何の感慨もなかった」ことを強調している。「敗戦の屈辱」を共有しない彼女たちは、会見写真に思い入れを込めることを拒否し、ドラアグ・キングとして異装することによって、「屈辱」意識を成立させるジェンダー／人種／階級の作用を目に見える形にしてわたしたちの前に提示したのである。

天皇とマッカーサーの会見写真を扱った作品をもう一点見てみよう。

「こうなるハズだったんだよね」というテクストの付けられた貝原浩のイラストである[2]（図2）。これは、天皇とマッカーサーの首を挿げ替えただけの単純なイラストであるが、半開きの口をした天皇の表情は、大きなマッカーサーの身体を借りると、今度は余裕の表情に変わって見える。一方、余裕を持っているはずのマッカーサーの顔からは、神経質なまでの緊張感が伝わってくる。貝原のイラストは、天皇制へのからかいを目的としたものだが、その図像は身体の大きさやポーズ、服装によって支配／被支配の権力関係がどのように視覚的に決定するかを見事に見せてくれる。

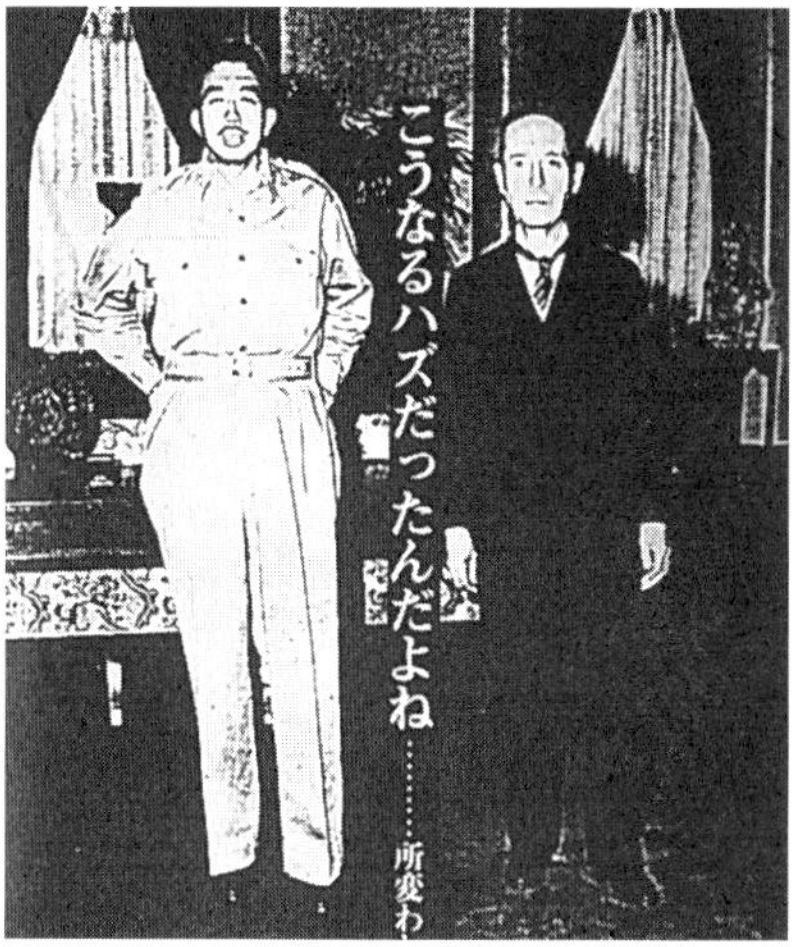


図２　天皇とマッカーサーの顔を入れ替えたイラスト（貝原浩・作）

これに対して《１９４５》では、マッカーサーに付与された過剰な男性性と、天皇の女性性が際立つように仕掛けられていると言えよう。ＢｕＢｕはこの会見写真において、天皇が母性の役割を担わされていると感じたと語っている。

「マッカーサーから見られている受け身の天皇はすごく母性だなと思った。自分は母性っていうのを押しつけられるのがすごくいややったから、そういう意味では私、天皇と共通点があるやん(笑)、てぐらいの感じだったんですけど[3]」

本物よりもふくよかなＢｕＢｕの天皇は、横に並んだマッカーサーと対比されることにより、一層包容力を持った「母性」を引き受けさせられているように見える。

本稿では、敗戦の事実と屈辱を日本国民に刻印した歴史的な写真、と言われ続けてきた天皇・マッカーサーの会見写真の視覚表象を分析する。この写真においてトラウマを成立させるための要件は何なのか？　トラウマは戦後、どのように継承され記憶化されてきたのか？　誰にとってのトラウマなのか？　トラウマの回復はどこに方向づけられ言説化されてきたのか？

「屈辱的な写真」であるにも関わらず、戦後ずっとこの写真が折に触れ、引用され、語り継がれてきたのはなぜなのか？　それは占領期には、何万人もの日本人が熱烈なファンレターをマッカーサーに書き送ったことを、大半の大人たちが忘れ去っているのとは好対照である。「敗北の屈辱」を与える写真であるのに、なぜ、戦後も現在に至るまで、会見写真は歴史書だけでなく、雑誌のグラビアを飾り、人々は忘れようとしないのであろうか？

## 一、マッカーサーと天皇の第一回会見と写真

一九四五年九月二十七日、昭和天皇は連合国軍総司令官マッカーサーをアメリカ大使館に訪問し、三十七分間の会見を行なった。翌日の新聞記事では訪問の事実のみを記事で伝えるに留まったが、二日後の九月二十九日、会見写真が日本国内の三大紙などで掲載され、広く人々の目に触れるところとなった。これに対して内務省は、これらの記事及び写真の掲載を「安寧を乱すもの」として、朝日新聞・毎日新聞・読売新聞に発禁命令を下す。だが、ＧＨＱは内

務省の処分を言論・報道の自由に反するものとして自由頒布を指示し、その後、新聞事業令、出版事業令、新聞紙等掲載制限令の廃止などを次々と行なって言論の統制権を手中に納めていった。

天皇制の存続や戦後体制の行方をはかるうえで最も重要視されるこのマッカーサーと天皇との第一回目の会見については、これまでに多くの研究や議論が積み重ねられてきた。一九六〇年代には、「わが身を犠牲にしてでも国民を救いたい」という天皇の姿勢に対して、マッカーサーが「まさしく日本の最上の紳士なのだと知り感動した」という美談が、会見に同行した侍従長藤田尚徳の証言『侍従長の回想』（一九六一年）や、マッカーサー自身による『マッカーサー回想記』（一九六四年）などによって形成され、「日本を救った天皇」という神話が流布した。公式の会見記録は、天皇とマッカーサーが交わしたとされる「男子の一言」という「約束」ゆえに公開されてこなかったが、美談の真偽については歴史研究者たちによって検証され、天皇の戦争責任回避と存続の道筋が作られていった経緯が明らかにされている。[4] 二〇〇二年十月には、外務省が情報公開法に基づき、第一回会見の公式記録を初めて公表した。これまでの研究成果によれば、第一回会見で天皇の行なった発言――「私は戦争回避のため極力努力したが、結局は開戦のやむなきにいたったことはまことに遺憾である。その責任は君主たる自分にある」――を推測する松尾尊兊の説は、その後発見された様々な新資料などによってもほぼ正確であったであろうとされている。

さらに、占領期の政治外交過程において昭和天皇が極めて積極的な役割を果たしていたことが、天皇とマッカーサーとの第八回会見から通訳を務めた松井明の文書（松井文書）から明らかになってきた。豊下楢彦によれば、問題は「政治外交上の権限ももたなければ責任も負わない天皇が、政府や外務省において何ら政策決定されていない重要問題について、頭越しに、あたかも国家元首であるかのように「方針」を述べ議論を交わしていること」である。この「二重外交」状態は、天皇が「新憲法下では「親政」と「象徴天皇制」の狭間を縫うという〝無責任性〟を象徴するもの」だという。[5] 占領期に昭和天皇が果たした政治的役割について、これまで正面から研究対象として扱われてこなかった理由として、豊下は資料上の制約のほか、政治的な菊タブーや「象徴天皇」が政治的アクターになるはずがないといった法制度至上主義をあげている。さらに、会見写真から受ける天皇の「受動的」な印象があまりにも強烈であるために、天皇の果たした積極的役割を見逃すことにつながりはしなかっただろうか。いずれにせよ、天皇とマッカーサーとの間で重ねられた会見内容を明らかにして、占領期における昭和天皇の役割を正確に位置づけることは、今後も継続されなくてはならない重要な課題である。

ところが一方、第一回会見に際して撮影された写真については、敗戦の悔しさを刻印したことが既成事実として述べられるのみであり、歴史家たちの詳細な分析の対象とされることは、これまでほとんどなかったように思われる。では、天皇とマッカーサーの会見写真は、歴史学研究において通常どのように記述されてきたのか。簡潔にまとめられた叙述の一例を挙げて検討してみたい。たとえば、歴史学研究会の『日本 同時代史1——敗戦と占領』は次のように説明している。

> この会見において陸軍写真班のフェーレイスというカメラマンが、マッカーサーと天皇の並んだ写真を三枚撮った。一回目は、マッカーサーが目を閉じてしまい、二回目は天皇が口を開いていた。三回目にやっと両方とも写真映りのよい表情で撮れたのであった。天皇のほうが背も低く、貧弱に見えるこの写真の掲載は「不敬だ」として、山崎内相は新聞を発禁処分にした。ところが、これを知ったGHQは政府に対し、報道の自由を妨げる制限を撤廃するよう命じた。その当時、この写真は何よりも雄弁に、日本が戦争に負けたこと、日本の支配者は天皇ではなく、マッカーサーであることを多くの国民に感じさせたのであった。[6]（傍点は引用者）

この記述において述べられているのは、第一に、会見写真が三枚撮られたこと、第二に、天皇の方が貧弱に見えること、第三に、写真の新聞掲載に対して内務省の発禁処分とGHQの撤廃があったこと、第四に、写真が日本の敗戦とマッカーサーの支配力を日本国民に感じさせたこと、である。他の歴史家による事典的説明の多くも、この記述と大きく変わるところはない。

まず、第三点目の、内務省の発禁処分の理由を「不敬な」写真の掲載に求める説明は、これまで通説として流布しているが、メディア史を研究する有山輝雄も指摘しているように[7]写真の掲載のみが処分理由となったわけではない。九月二十八日付の『東京新聞』(第一〇九一号)は、「写真ノ不鮮明ナルト本写真ハ扱ハザル様指示アリタル為[8]」、差し押さえになったが、朝日・毎日・読売の三大新聞が、販売頒布禁止の処分を内務省から受けたのは、それらの二十九日付紙面に掲載されたアメリカ人記者の会見記事のためである。内務省警保局図書課の文書によれば、朝日新聞は「聖上米記者ニ御言葉全世界ニ寄与ト題スル記事」ゆえに、また、読売新聞は「平和護持ノ御軫念聖上謁見ノ両米記者ニ御表示ト題スル記事」ゆえに、販売頒布禁止を命じられていることがわかる[9]。

三大紙に対する発行停止命令の誤伝が伝えられ続けてきたことについて、有山は、「当時も現在も多くの日本人にとって昭和天皇とマッカーサーの写真は余りに衝撃的であり、このような写真は、当然に日本政府が掲載禁止にしたであろうという思い込みがあるため」に、研究者が「初歩的確認を怠ってきた」からであると述べている。さらに、誤伝の理由を挙げるならば、歴史研究者が写真などの視覚史料をせいぜい論文の参考資料としてしか使用せずに軽視し、図像そのものを分析や考察の対象としてこなかったことも加えられるだろう。歴史学研究における図像資料の軽視という問題については、会見写真の分析に留まらないが、以下、三枚の会見写真、貧弱な天皇という言説、日本の敗戦を日本国民に感じさせたと要約した論点に関して、ひとつずつ考察したい。

## 二、「三枚」の会見写真

第一回目のマッカーサーと天皇の会見写真が、三枚撮られたことは広く知られている。

会見写真を撮影したのは、米国陸軍通信隊カメラマンのジェターノ・フェーレイスである。彼の写真集『マッカーサーの見た焼け跡』によれば、フェーレイスは一九〇四年ニューヨークに生まれ、一九四二年米陸軍通信隊に入隊後マッカーサーの専属カメラマンとなり、ニューギニア、フィリピンでの戦闘をカメラに記録した人物である。

この写真集のなかで、フェーレイスは、会見写真を撮影したときの状況について次のように語っている。「写真は三枚撮った。最初のショットは、マッカーサーの眼がつぶれていた。二枚目は天皇が口を開いていた。三番目は完璧だった。この三枚目の写真が公式写真として発表された」[10]とのことである。公式に会見に同席した唯一の人物であり、信憑性が高いとされる奥村勝蔵の「御会見録」にも、「元帥ノ案内ニテ居室中央ニ立御。元帥其ノ向ツテ左側ニ立テバ、米国軍写真師ハ写真三葉ヲ謹写ス」[11]と描写されているから、三枚写したことは間違いないだろう。(以下、一枚目に撮ったとされる写真を「没バージョン(マ閉眼)」(図3)、二枚目を「没バージョン(天皇開口)」(図4)、三枚目を「新聞発表バージョン」(図5)として記載する。)

だが、三枚の写真が果たしてフェーレイスの言う通りの順番で撮影されたのかも確証がないし、研究の多い会見内容に比べて、すべてが明らかにされたかのように見える三枚の会見写真については、未だに不明の部分が多い。会見後、『ニューヨーク・タイムズ』(九月二十八日)や、日本国内の『朝日新聞』や『毎日新聞』(九月二十九日)に掲載されたビジュアルは、当時の新聞の実物やマイクロフィルム、縮刷版から確認する限り、眼を開けたマッカーサーと口を閉じた天皇を写した写真である。フェーレイスが「完璧だった」と述べる「三枚目」の写真がそこにはある。では、新聞発表されたこの「三枚目」の写真の、何が謎なのか?

まず、九月二十九日、アメリカ合州国での発表よりも遅れて日本の新聞で掲載された経緯や、天皇とアメリカ人記者との会見記が写真と同時に載せられた事情について、よくわかっていない。有山輝雄は、①「写真は、日本政府、米軍司令部が公式発表したものではなく、米人記者が入手したものが日本の新聞社に流れた」説、②「公表された写真を日本外務省が掲載禁止したが、占領軍が禁止命令を取消して掲載され、事情を知らない情報局が再度二十九日に

天皇とマッカーサー会見写真

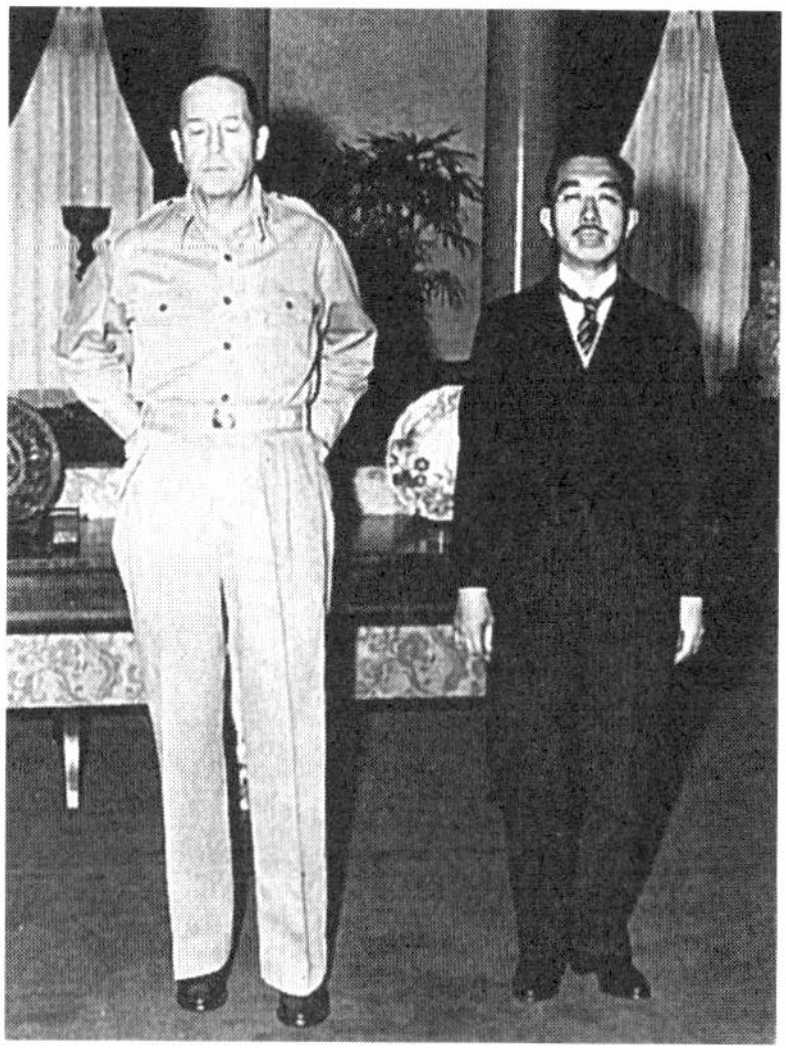

図　3

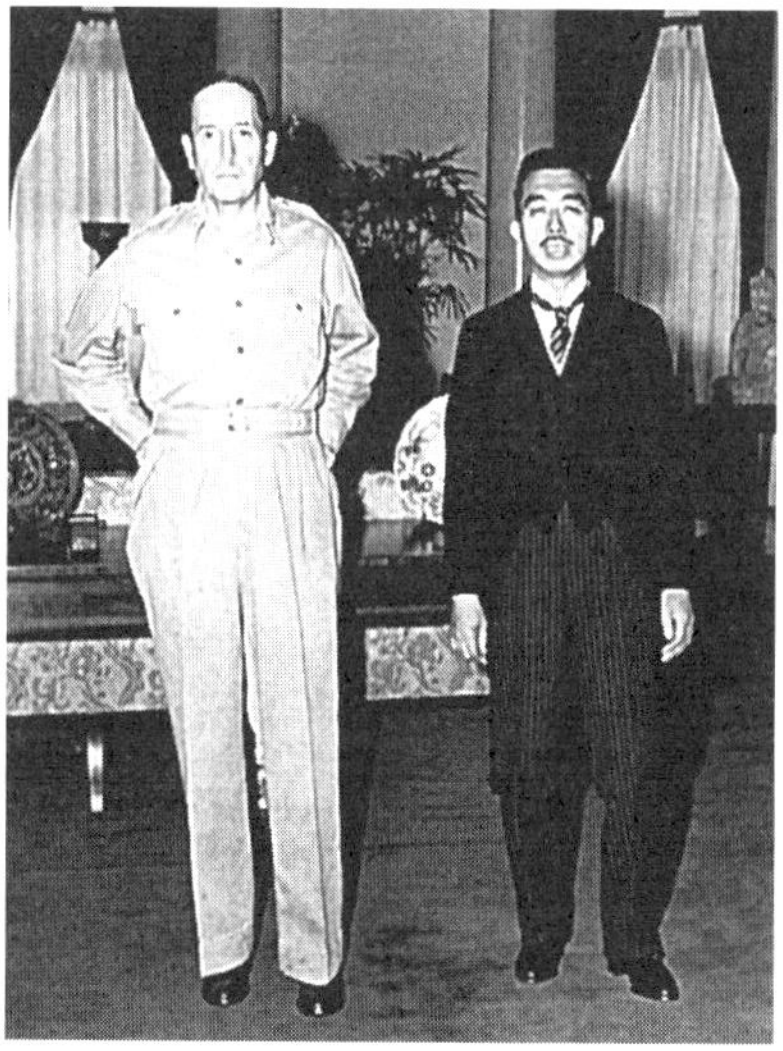

図　4

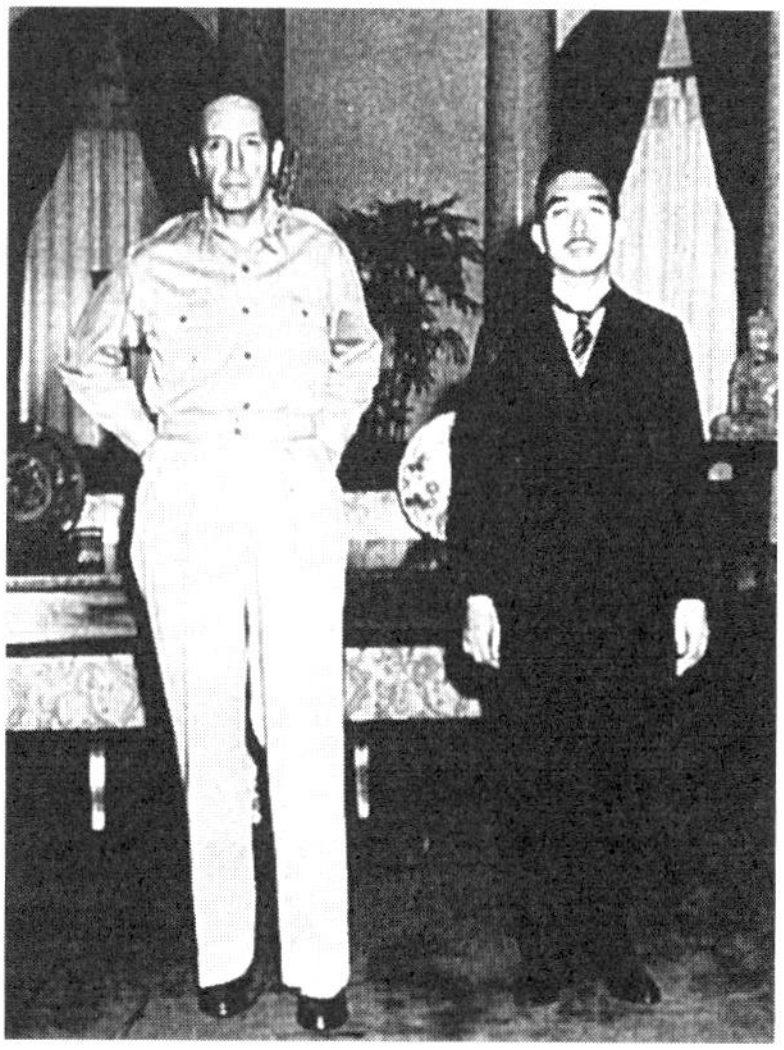

図　5

掲載を禁止した」説、③写真現像や写真選定の遅れなどの技術上の問題、④「二十八日の日本の新聞報道に不満を持った米軍が遅ればせながら写真を公表して、天皇訪問が「友誼的儀礼」以上の意味を持つことを示そうとした」説、⑤GHQなどが記者会見の内容とマッカーサー元帥訪問の記事を同一紙面に載せようと紙面操作を行なったという高橋紘の説、などを挙げ、それぞれについて類推を行なっているが結論は下されていない。[12]

①の米人記者による写真入手説は、『マッカーサーの新聞検閲』のなかで高桑幸吉によって次のように言及されている論である。

> もちろん日本政府、米軍司令部が公式発表した写真ではない。米人記者グループの入手したものが各新聞社に流されたものといわれている。情報局は仰天した。大騒ぎとなった。前述した八月十六日通達「厳重注意処分に値するが如きものは断乎発禁の挙に出る方針」が発動されて配布禁止となる。[13]（傍点は引用者）

有山は、高桑幸吉が米人記者グループの入手に関して典拠を挙げていないことから資料的根拠に欠けることを指摘し、この説を次のようにあっさりと否定している。

> しかし、先にも述べた通り日本政府は二七日当日、発表記事以外の掲載を認めない通告を出しているので、非公式の写真を掲載すれば、これに違反する。しかし、後述のごとく内務省は通達違反で新聞社を処分した事実はない。それからすると、写真は、おそらく米軍司令部の発表ということになる。[14]

だが、二十七日に情報局から新聞社に対して出された通達に違反して処分した事実が見出せないからと言って、米人記者グループによる入手説をただちに否定するのは困難であるように思われる。

| 写真ID | No.00000976 | No.00005158 | No.00010770 |
|---|---|---|---|
| 冒頭の説明 | 「天皇・マッカーサー元帥と会見」 | 「米大使館にマッカーサーを訪問した天皇」 | 「マッカーサー・天皇と会見」 |
| 著作権有無 | 無し | 無し | 無し |
| 著作権者 | 米陸軍通信隊 | 提供写真 | アクメ |
| コメント | 米陸軍通信隊<br>権利者の許諾が必要 | 米 | ACME　B |
| 図　版 | （没バージョン） | （没バージョン） | （発表バージョン） |
| 利　用 | 利用不可 | 社内利用可 | 社内利用可 |

米人記者グループがこの会見写真の流出に関与していた可能性はある。毎日新聞東京本社の所蔵するマッカーサーと天皇の第一回会見写真を調べてみると、三種類の写真ＩＤ番号が存在することがわかった[15]。「毎日フォトバンク」に保存されている会見写真をＩＤの数字の若い順に挙げると表1のようになる（表1）。

つまり、毎日新聞社が所蔵する会見写真のデータからは、①新聞発表バージョンは、著作権者が「アクメ」であったこと、②没バージョン（天皇開口）は、米陸軍通信隊に著作権があるか、あるいはアメリカの絡んだ提供写真であったこと、③没バージョン（マ閉眼）は、毎日新聞社には所蔵されていないことがわかった。

「アクメ（ACME）」とは、ＵＰ通信の前身の写真部門を担当していた通信社である。アクメ通信社と皇室報道がどのような関係にあったのかはよくわからないが、同社のカメラマン、トム・シェファーは、戦後初めて天皇が伊勢神宮に終戦奉告しに行ったときの様子を二、三メートルからの至近距離で撮影して、日本人カメラマンに大きな衝撃を与えたと伝えられている。彼の写真は、米軍機でアメリカに送られ全米で大きく報道されたと言われるから、敗戦直後の皇室の写真撮影に関してアクメ通信が全く無関係だったわけではないのであろう[16]。

毎日新聞社のフォトバンクに記載された情報が正しいとするならば、同新聞社には米人記者グループ「アクメ」から会見写真が流されたことになる。九月二九日の会見写真のキャプションには、「米陸軍通信隊撮影」と記載されているのであるが、流通経路は、「アクメ」を通していたということである。では、米陸軍通信隊が、天皇が口を開けたバージョンの著作権者であることは、どのように考えればよいのだろうか？　そもそもGHQが公式写真として用意していたのは、本当に新聞に流れたバージョンだったのだろうか？

不思議なことに、ワシントンの米国国立公文書館に所蔵されている会見写真は、一種類のみである。それが没バージョンの、天皇が口を開けマッカーサーが眼を開けた写真 'no. 111-SC-211627' なのである。[17] 同じ番号を記した会見写真の複写は、毎日新聞東京本社にも存在している。この 'no. 111-SC-211627' の写真には、「天皇ヒロヒトは、東京のアメリカ大使館でダグラス・マッカーサー元帥に迎えられた。天皇はこの前例となった苦渋の訪問のために、モーニングで正装している。四五年九月二七日」の説明が付けられ、さらに、「通信隊の写真 #WPA-45-60221。四五年十月十日、BPRによって発表。四五年十月十一日特別公開。オリジナルネガ、Lot 12575 Pg」と書かれている。

なぜ、米国国立公文書館には、日米の新聞で発表されたバージョンを含めた他の二枚の会見写真が存在しないのであろうか？　この疑問については同館に問い合わせを行なったが、所蔵している写真 'no. 111-SC-211627' のコピーが送られてきたのみで、回答はなかった。

戦後、グラビア雑誌や研究論文に転載されている天皇・マッカーサー会見写真にも、没バージョンが使用されているケースが少なくない。あれほど日本人にショックを与えたと喧伝され強烈な記憶を残したと言われるわりには、その不統一性は意外なほどである。たとえば、マッカーサー自身によって書かれた回想記の場合、米国で出版された『回想記』と、日本版とでは、使用している写真が異なるのである。英文で出版されたマックグローヒル社の *Reminiscence* においては没バージョン〔天皇開口〕が使用されているが、朝日新聞社の『回想記』では新聞発表バージョンである。[18] また、『別冊　一億人の昭和史——昭和天皇史』や『毎日グラフ緊急増刊　崩御　昭和天皇』などのグラビアや、『現代日本の形成過程——マッカーサーの日本』や『バイオグラフィー20世紀の指導者——ダグラス・マッカーサー』などの市販のビデオ教材資料においても、この天皇開口バージョンが使用されている例は実に多い。[19] だが、マッカーサーの権威失墜につながる彼が眼をつむった写真が、会見写真の代表としてメディアで使用されたケースは一例も見つからないことから、没バージョンの流出にも何らかの政治的意図を読み取ることができるかもしれない。

## 三、女性化された天皇像

次に、「天皇の方が貧弱に見える」という言説について考えたい。一見、「貧弱に見える」ことは疑いの余地のない客観的事実であるかのように語られてきたが、そのためには何を「貧弱」とするかを量る感性と価値観が共有されていなければならない。

天皇の「貧弱さ」は、マッカーサーとの対比において生じている。従来から指摘されているように、第一に、マッカーサーの方が大きく、天皇の方が小さいという身長の差異、第二に、マッカーサーの軍服がラフに見えるのに対して、天皇のモーニング姿がより丁寧に畏まって見えるという服装による差異、第三に、マッカーサーの白っぽい服装が膨張色であるのに対して、天皇の黒っぽい服装は身体をより縮小させて見せるという色による差異、第四に、マッカーサーが腰に手を当てて肘を張っているため、より大きく尊大に見えるのに対して、天皇は両手を下に下ろしているため、小さく直立不動に見えるというポーズの差異、第五に、靴の位置から判断すると、マッカーサーの方が天皇よりも半歩前に出ているため、ますます大きく支配的に見えるという立ち位置の差異、などから「貧弱さ」は生み出されていると言える。

おそらく、マッカーサーは、それらの違いがどのような視覚的効果を生むのか、はじめから計算していたのだろう。三枚の会見写真はすばやく短い間に撮られたと考えられるが、その間にも天皇が二枚の没バージョンに見られるように、両膝をがっくり脱力させるなど身体の変化を見せているのに対して、マッカーサーは両肘を張ったまま一瞬も全身の力を緩めていないように見える。先述した貝原浩の逆転イラストがいみじくも明らかにしてくれたように、マッカーサーの身体と表情からは、天皇とは逆に、こわばった緊張感が伝わってくるのである。写真の仔細な検討は、「直立不動で緊張した天皇 vs 余裕のマッカーサー」という通説を裏切っている。

だが、会見前に撮られたという状況から考えると、天皇は本当にリラックスしていたのであろうか。天皇は写真というメディアの力を知らなかったわけでもない。彼は、大正十年に半年間のヨーロッパ旅行に出かけたが、そこでメディアの価値を認識し、帰国後は新聞を重視したと言われている。では、この天皇の場違いとも言える脱力した猫背の身体像からは、何が読み取れるのだろうか？　戦前、天皇の写真の撮影には、様々な制約が課せられていた。カメラマンは事前に念入りに身元調査がなされ、モーニング着用の上撮影に臨んだ。高所から撮影したり天皇の行く手にカメラマンが立ったりすることは禁じられ、上半身のみや真横からの撮影、フラッシュの使用、笑顔の撮影も許されなかった。しかも、至近距離で天皇を撮ることは厳禁され、「二十メートルも三十メートルも離れねばならなかったので、望遠レンズを使わされた」という。[20]そのような撮影しか知らなかった天皇が、この日はいきなり、至近距離でフラッシュをたき、バシャバシャと撮影されたのである。この写真は、少し前まで天皇服を着て型通りに威厳を保っていればよかった身体を、マッカーサーの隣でどのように扱ってよいのかわからない空隙を突かれた一瞬を写したと考えられるのではないだろうか。会見内容に関してはどのようなことを話すつもりか天皇は考えていたかもしれないが、新しい状況に対してまだ適応できていない天皇の身体性を示しているようにも思われる。

さらに、力の優越の誇示は、それだけではない。拙論「正月新聞に見る〈天皇ご一家〉像の形成と表象」[21]においてすでに指摘したように、天皇が右に、マッカーサーが左に立つ位置関係においても表象されていると考えられる。

当時、天皇を皇后と並べた公式の写真では、すべて天皇が向かって左側に、皇后が右側に配置されている。これは昭和天皇の即位式以来の慣習だと言われ、現在にいたるまで、結婚などの公式写真はすべてこの位置関係を採っている。実際、最も公的な儀礼写真であった「御真影」も、天皇を左に、皇后を右に並べるよう事細かに決められていた

（図6）。たとえば戦前、文部省が制定した『禮法要項』の「皇室・國家に關する禮法――第六章 祝祭日」には、「一、天皇陛下の御寫真は式場の正面正中に奉掲する。皇后陛下の御寫真は、天皇陛下の御寫真の左（拝して右）に奉掲する」とわざわざ注意書きされている[22]。マッカーサーがこの左右の位置による権力関係を利用しようと考えたとしても不思議ではあるまい。すなわち、昭和天皇が「皇后（女）」の位置に降格されたことから生じる劣位性と、「天皇（男）」の位置を占めたマッカーサーの優位性を、さらに強調することになるのである。天皇は、マッカーサーとの「婚礼」あるいは新たな「即位式」とも呼べるこの写真によっていっそう女性化されたと言える。

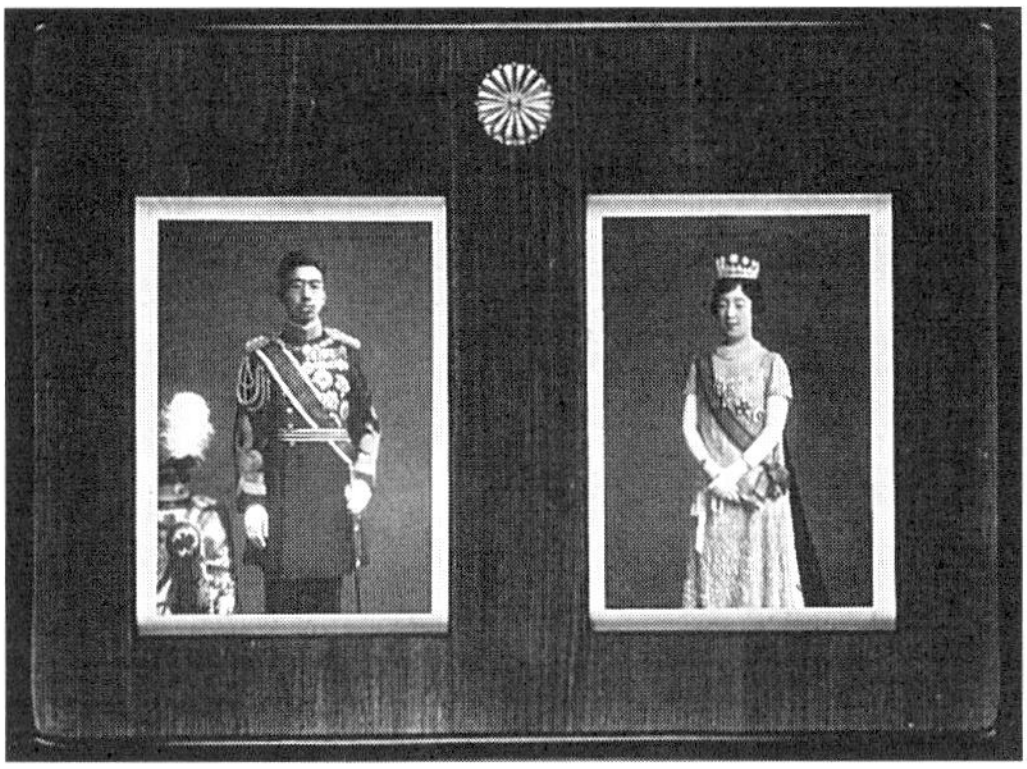

図6　昭和天皇・皇后の真影

　マッカーサーが皇室写真の位置関係まで知っていたのか、あるいは会見写真を撮る際にそこまで配慮していたかについては確かな証拠はない。だが、マッカーサーの軍事秘書兼心理作戦部長であったボナー・F・フェラーズが、日本文化に造詣が深く、日本人の習慣や心理について熟知しており、占領政策にそれを利用していたことはよく知られる通りである。

　また、マッカーサーがメディアに登場する自己イメージを意識的にコントロールしていたことが挙げられよう。袖井林二郎は、マッカーサーがいかに「『見てくれ』イメージへの執着」が強く、いつも自分を大きく英雄的に見せるよう気を配っていたかを述べ、いくつかの逸話を紹介している。袖井によれば、マッカーサーは自分が大きく見えるように、「できるだけカメラマンに自分の腰から下にカメラをかまえさせ、下からあおって撮影させ」ていた。一九四四年フィリピン人民との「アイ・シャル・リターン」の公約を果たし、水を蹴立てて勇ましくレイテ島に上陸する有名な写真を撮らせたりしたが、実はこれは三度も取り直しをさせていたという[23]。そうであれば、日本の占領にあたって、マッカーサーが天皇との会見写真の効果と政治性を計算していなかったはずはない[24]。

この写真撮影については、撮影した陸軍通信隊カメラマンのジェターノ・フェーレイスの談話や、随行者たちの回想が残っているが、それらによれば、天皇が部屋に入るといきなり写真を撮られたことで一致していることから、あらかじめ二人の立つ位置が設定されていた撮影である可能性が高い。

アメリカ合州国のメディアに会見写真が報じられた一九四五年九月二十八日の『ニューヨーク・タイムズ』は第一面に会見写真を載せ、さらに第四面に「軍人によって撮られたヒロヒトの写真」という小さな記事を掲載している。AP通信二十七日東京発のこの記事は、フェーレイスに撮影状況を取材したものであるが、それによれば、

……会見を撮影するのを許された唯一のカメラマンであるこの四一歳の陸軍通信隊員は、天皇が入ってきたとき、広いリビングルームにいた。

「天皇が部屋の入り口に入って来て、元帥は迎えに行った」と彼は語る。「天皇は最初英語で何か挨拶をしたようだったが、私はカメラに忙しくて何を言ったのかはっきりしない。」

「天皇とマッカーサー元帥は、私が彼らの写真を撮ることになる位置に近づき、天皇は私の方を向いて『グッドモーニング』と言った。私は軍隊式に『グッドモーニング・サー』と言った[25]。」（傍点は引用者）

元の英文の解釈は微妙であるが、フェーレイスが語った「私が彼らの写真を撮ることになる位置」という表現は、あらかじめ位置が設定されていたことを想像させる。

一方、公的に唯一会見に同席した奥村勝蔵は、次のように述べている。

陛下が中におはいりになるや否や、元帥は「こゝへお立ち下さい」という。モーニング姿の陛下が黙って部屋のまん中に立たれると、元帥はツカツカと陛下の右側に並ぶ。どうするのだろうと思う間もなく、「陸軍寫真班」の腕章をつけた兵隊がやってきて、キャメラを構え、二、三枚フラッシュをたいて、さっさと出て行った。[26]

写真撮影に関する奥村の記述とフェーレイスのコメントには、基本的に矛盾はなく、そのテキパキとした様子から、マッカーサーとカメラマンがあらかじめ撮影を予定し、撮影場所まで打ち合わせていたことは間違いないだろう。だが、仮に左右の立ち位置を事前に決めていなかったとしても、発表された写真から結果として、ジェンダー化されたマッカーサーの優位性と天皇の劣位性が強烈に伝わってくることには違いはない。天皇は、存続か否かという最大の危機にあたって、女性化されること、さらにはのちに述べるようにわが身を犠牲にする母性像を借りることによって、生き延びることができたのである。だが同時に、それは、性差の境界喪失につながる危険な表象でもあり、その後しばらく、天皇はジェンダーの揺らぎのなかで姿を現し続けた。

## 四、「屈辱を植えつけた写真」という言説

天皇とマッカーサーの会見写真は、戦後大きなショックを国民に与えた、と言われる。高見順は、九月二九日の日記のなかで「まことに古今未曾有のこと」と、写真に対する驚きを次のように語った。

天皇陛下がマッカーサー元帥と並んで立っておられる写真が新聞に載っている。かかる写真はまことに古今未曾有のことである。将来はなんでもない普通のことになるかもしれないが、今は——今までの『常識』からすると大変な

ことである。日本国民は挙げて驚いたことであろう。後世になるとかかる驚きというものは不可解とせられるに至るであろうが、そうして古今未曾有と驚いたということを驚くであろうが、それ故かえって今日の驚きは特筆に値する。(27)

高見は、将来人々がどのように会見写真を受容するかも想像し、努めて状況を客観視しようとしているが、逆に文面からはショックを必死で抑えようとしている動揺がうかがえる。また、斉藤茂吉は、「新聞ニ天皇陛下ガマツカアサーヲ訪ウタ御写真ノツテヰタ。ウヌ！　マツカーサーノ野郎」と憤慨し、宍戸鉄蔵は、「現人神にあらせられたる天皇も小さし ダグラス・マッカーサーを右に」という歌を詠んだ。斉藤茂吉や高見順の屈辱感は、その後も折に触れて伝承され、当時の人々がどのように会見写真を受けとめたかを代表するかのように語られることが多い。だが、一般の反響を調査した鳥取県特高課の記録によれば、「一部ニ陛下ノ尊厳ヲ失墜セルモノトシテ不満ノ意ヲ洩セルモノアルモ、多クハ御聖慮ヲ拝察シ奉リ恐懼感激シ……」と報告されており、「屈辱」や「不満」が必ずしも当時の人々一般に広く共有されたものではなかった可能性があるのである。(28)

しかしそれにも関わらず、敗戦後半世紀以上を経た今日でも、マッカーサーと天皇の会見写真に対するショックを吐露する言説を見かけることは多い。たとえば、雑誌『諸君』は、二〇〇〇年夏、「進駐軍がやって来た！」という特集を二回に渡って組み、進駐軍に対する当時の記憶を有名人たちに語らせているが、この写真に言及している文章は少なくない。

作家の半藤一利は、「このときほど祖国の敗亡が無念に思えたことはない(29)」と語り、塚本哲也(東洋英和女学院大学学長)は、「昭和天皇とマッカーサーの並んだ写真を見て、びっくりした。傲然《ごうぜん》とかまえる占領軍の親玉と、これまで現人神《アラヒトガミ》と崇めて来た天皇の小柄でどこかちぐはぐな姿との対照は少年の胸に敗戦の実感を深く植えつけた(30)」と述べ、会見写真が敗戦を刻印しショックを与えたことを吐露している。だが、小林昭三(早稲田大学名誉教授)のように、敗戦を思い知らされつつも、同時に安堵感のようなものを感じたという証言もあり、一律に「無念」の気持ちだけを感じていたわけではないことがわかる。

……敗戦を思い知らされた気がした。と同時に、漠然と「大丈夫そうだ……」という気持ちを語り合った記憶がある。〔略〕ネクタイをしてモーニング姿という天皇のきちんとした服装に対し、マッカーサーはノーネクタイで上着も着ていない。それを目にしたとき、見慣れない場面に妙な気がしたけれど、同時に安堵感のようなものを味わった。(31)

では、小林の感じたという「安堵感」は、この会見写真のどこから来たのだろうか？　それは、もはや滅ぼすか／滅ぼされるかの敵味方の関係を終え、支配／被支配の新たな関係性を視覚化したことから来る「安堵感」である。しかも、その支配／被支配の構造は、より男性化されたマッカーサーと女性化された天皇というジェンダー的再編成によって、視覚的にあたかも一組のカップルの婚礼写真ように図像化されて人々の意識に訴えかけた。

『諸君』の同じ特集のなかで、小田村四郎〔拓殖大学総長〕は会見写真に言及した後、昭和天皇の「御製」を引用しているが、ジェンダーの視点から読み解くと彼の証言は興味深い。

新聞の論調が占領軍追従一色に一変して来たのは九月下旬からであった。天皇陛下のマッカーサー御訪問の写真は、彼の非礼と敗戦国民の屈辱をつくづく感じさせられた。〔略〕私は「勝手にしろ」という自棄的な気分になった。正月に門前に国旗を掲げたが、進駐軍兵士が奪い去って行った。こうしたとき、歌会始の御製「松上雪」を拝し得たことは、どれだけ心の支えになったことか。／ふりつもるみ雪にたへていろかへぬ松ぞ／をゝしき人もかくあれ

小田村の証言によれば、会見写真によって「敗戦国民の屈辱をつくづく感じさせられ」、正月の国旗掲揚を貫徹できなかった小田村の心が救われるのは、歌会始で発表された天皇の「松上雪《しょうじょうのゆき》」であった。では、なぜ、「松上雪」の歌

が屈辱感に打ちのめされ自棄的になっていた彼を救ったのであろうか？　さらに、屈辱感を思い起こさせるはずの会見写真が、戦後、忘れ去られずに、語り継がれてきたのはなぜなのだろうか？

## 五、トラウマの救済とジェンダー

小田村の心の支えとなった「松上雪」は、昭和天皇が、敗戦後初めて迎えた歌会始のために一九四六年一月二十二日に詠んだ「御製」である。

ふりつもるみ雪にたへて　いろかへぬ
松ぞををしき　人もかくあれ　（傍点は引用者）

歌の解釈については様々あろうが、明治神宮宮司を務め日本を守る国民会議常任顧問の副島廣之の『御製に仰ぐ昭和天皇』で述べられている説明を引用してみたい。

「ふりつもるみ雪」とは連合国軍の占領政策を指すのであろう。〔略〕占領下、日本の伝統護持について固き決意を国民にお呼びかけになった御製と拝察する。

戦争は終わったが、占領下の苦難は降りつむ雪のごとく冷たく重い。それを敗戦国日本の国民は堪えしのばなければならない。それは毅然たる態度で日本の伝統を守ることだ。日本の伝統的精神基盤である神道、神ながらの道を忘れてはならない。あの松の木を見よ、降りつもる雪にもめげず、緑の色を変えることなく、堪えしのんでいるではないか、国民よ、松の雄々しさに見習って、いたずらにアメリカ文化化されずに、日本の精神伝統を守ろう、といったことになろうか。(32)

副島の解釈にならうならば、雪の重みにも耐えて色を変えない松のように、敗戦で占領されても日本の伝統的精神を変えずに雄々しく生きよ、と「日本国民」のナショナリズムを鼓舞するこの歌は、逆に占領されたことを「女性化」ととらえ、屈辱と感じる心性を吐露するものである。女性化された天皇の屈辱と痛みは、「をゝしき」松を褒め称え自らを重ね合わせようとすることによって、補償されている。小田村四郎の屈辱の救済には、根底に「をゝしさ」という露骨に男性性を称揚するジェンダーの政治学があったのである。そのようなメッセージを歌に感じ取った人々は小田村に限らない。

たとえば、A級戦犯として処刑された東條英機は、一九四八年冬に巣鴨の獄中で俳句を一首詠んでいる。——「變はらざる 緑尊し 松の雪」。のちになってこの俳句を紹介した東條の孫娘は、句中にある「松」を、獄窓からわづかに見えた庭の松か、東條の記憶にある用賀の邸の松であろうと解釈しているが、これに対して小堀桂一郎は、実は「御製・松上雪」への応答であったという興味深い指摘を行なっている。(33) すなわち、東條が最後まで天皇への忠誠を表明した歌であったというのである。

また、松上雪を好んで自らのエッセイや講演で引用した人物の中に江藤淳がいる。昭和天皇の死後すぐに出版された論集『聖帝《ひじりのみかど》 昭和天皇をあおぐ』のなかには江藤のエッセイ「孤高と静謐」も収録されているのであるが、松上雪を何度も引用しながら全体が構成された文章において、彼はこの歌が自分の昭和天皇を仰ぐ気持ちの支えであり、かつ自らを振り返る鏡であることを述べている。(34) 一九八〇年代を通して、江藤は「孤独と静謐」(一九八四年)のほかにも、「激動の昭和史から」(一九八六年)、「字余りのお歌」(一九八九年)、「昭和史を貫くお心」(一九八九年)などの講演や対談などにおいて、くどいほど「松上雪」に言及しているのである。(35)

少年の江藤淳が、一九四五年八月十五日の敗戦の日に、鎌倉の稲村ヶ崎の疎開先で玉音放送を祖母とともに聴いたことは彼の「戦後と私」に登場する有名なエピソードである。のちに、彼は一九四五年八月十六日から十月三十一日までの『朝日新聞』を分析することによって、降伏と占領の記憶を検討し日本は無条件降伏したわけではないと論じた。江藤の「松上雪」への傾倒は、この『忘れたことと忘れさせられたこと』の仕事などを通して新しく創造された「敗戦の記憶」ではないかと思えるほどである。最近では二〇〇二年二月四日、小泉首相が、松上雪を施政方針演説のなかで引用したことから、この歌の記憶が新たに呼び覚まされている。[36]

内野光子の詳細な研究が教えてくれるように、歌会始が「天皇制国家思想の浸透、天皇への忠誠心を助長させるために果たしていた役割は、時代によって若干の濃淡があっても、決して見逃してはならない重要なもの」[37]であった。敗戦直後、天皇の戦争責任と処遇が取りざたされている最中にも、天皇とその周辺は立て続けに「御製」を発表しているが、内野は、それらが「情報操作」のために周到に準備されたものであったことを側近の日記から明らかにしてある。[38]内野によれば、侍従の木下道雄は一九四五年十二月十五日に天皇と会い、「御製を宣伝的にならぬ方法にて世上に洩らすこと御許を得たり」と日記に記し、よく知られた次の四首を書き留めている。

① 爆弾に　たふれゆく民の上をおもひ　いくさとめけり　みはいかならむとも
② みはいかに　なるとも　いくさとゞめけり　たゞ　たふれゆく民をおもひて
③ 国からを　たゞ守らんといはら道　すゝみゆくとも　いくさとめけり
④ 外国と　離れ小島にのこる民の　うへやすかれと　たゞいのるなり

「松上雪」と比較して、これらの短歌、特に①②④からは男性性の称揚は感じられない。逆に、くり返し詠われる「みはいかにならむとも」「たゞいのる」天皇像は、まさしく「自己犠牲の母性」の表象である。それは我が子のために進んで敵の前に己が身を投げ出す「母」、子どもを案じてただ祈りを捧げるしかない「母」の姿である。「戦後の日本を救った昭和天皇」という神話が流されるときに必ず言及される「みはいかにならむとも」の文字群は、ビジュアルにおいては、マッカーサーの横に並ぶ天皇の表象と齟齬をきたさない。それどころか、会見写真によって刻印された屈辱のトラウマが大きければ大きいほど、自己犠牲の神話は「母性」の表象を借りて浸透するのではないだろうか。

一方、会見写真を「屈辱」ととらえる感性は、写真を天皇制への批判やパロディとしてとらえる心性と価値観を共有している。ともに女性化された天皇像を劣ったものとしてとらえる価値観である。冒頭で紹介したＢｕＢｕがいみじくも「何の感慨もなかった」と語ったように、会見写真の記憶から自由になるためには、まず、この写真を構成するジェンダーや母性の政治性を見極めることから出発しなければならない。

これまで述べたように、天皇とマッカーサーとの会見写真をめぐっては、まだまだ不明な点が多い。本稿ではすべてを解明したわけではなく、謎を俎上に上げたにとどまっている。しかしながら、母性天皇制については加納実紀代が早くから指摘してきたように、近代国家における天皇や女王の表象をジェンダーから読み解く視点は、これからますます必須とされるだろう。(39)

「男と男」同士の会談や談判の様子を描いた歴史画や戦争画は数多く存在する。たとえば江戸城開城を談判する西郷と勝や、「御聖断」を仰いだという御前会議――それらの絵画においては、男らしいヒーローたちが、国や民族の歴史を決する一瞬をドラマチックに演じている。だが、昭和天皇とマッカーサー会見の歴史的写真は、これらの「男と男」の会談の図像とは全く異なっている。

戦後、日本人の大半は天皇の戦争責任を不問にしたばかりか、日本の戦争責任と自らの加害を問おうとしなかったが、彼らにとって「自己犠牲の母性」像をまとった天皇は、まさに望むところであった。戦後の出発の象徴ともなったマッカーサーと天皇との会見写真は、その意味において、戦争責任と戦後責任を忘却するための装置として、また、占領期における昭和天皇の政治的役割から目を逸らせさせる装置として働いてきたとも言えよう。女性化され去勢されたかのように見える天皇は、軍隊の最高の統率者としてではなく、無防備に敵にわが身を投げ出した「母性」として、日本国民のあいだで受容されてきた。かつての「赤子《せきし》」は、戦後も「赤子《あかご》」であり続けることを選択したのである。

### 註

(1)「女装する女／男装する女──BuBu&嶋田美子『メイド・イン・オキュパイド・ジャパン』展」、北原恵『攪乱分子@境界』インパクト出版会、二〇〇〇年、一五二頁。
(2) 天皇とマッカーサーを入れ替えた貝原浩のイラストは、『For Beginnersシリーズ 天皇制』現代書館、一九八三年、八〇頁。イラストで使用されている会見写真は、天皇が口を開けたバージョンであり、九月二十九日の新聞に発表された写真とは異なる。
(3) 前掲、「女装する女／男装する女」一五〇頁。
(4) 松尾尊兊「考証 昭和天皇・マッカーサー元帥第一回会見」『京都大学文學部研究紀要』no.29、京都大学文學部、一九九〇年。同「象徴天皇制の成立についての覚書」『思想』岩波書店、一九九〇年四月号。
(5) 豊下楢彦「昭和天皇・マッカーサー会見を検証する(上・下)」『論座』二〇〇二年十一月号・十二月号。引用は、十一月号、五七頁、六〇頁。
(6) 歴史学研究会『日本 同時代史1──敗戦と占領』青木書店、一九九〇年、八四-八五頁。

(7) 同前、一七一-一七二頁。特に「第六章プレスコードと天皇記者会見記事事件」を参照。

(8) 内務省検閲課「新聞紙差押処分ニ関スル件」（昭和二十年九月二十八日午後三時二〇分）、『資料 日本現代史2——敗戦直後の政治と社会①』（粟屋憲太郎編集・解説）大月書店、一九八〇年、三七〇頁。問題の『東京新聞』（九月二十八日）は、国会図書館などにあるマイクロフィルムには所収されていないが、日本新聞博物館（横浜）に陳列されているのを確認した。春原昭彦「ようこそニュースパークへ⑦：天皇陛下、マ元帥訪問の写真」『新聞研究』No.612 二〇〇二年七月号、六三頁も参照。

(9) 内務省警保局図書課（新聞紙発売頒布禁止ノ件——安寧ヲ紊スモノ）九月二十九日、同前資料、三七一頁。

(10) ジェターノ・フェーレイス『マッカーサーの見た焼け跡』文藝春秋、一九八三年、一三七頁。同書に登場するフェーレイスのこの証言はよく引用されるが、微妙な嘘がある。写真を見ればわかるように、一枚目も二枚目も天皇は口を開けている。また、引用されているこのフェーレイスの証言は、一九四五年九月二十八日に『ニューヨーク・タイムズ』に載った記事を編集者が勝手にまとめたものと思われる。

(11) 奥村勝蔵「『マッカーサー』元帥トノ御会見録」、『資料 日本占領1 天皇制』（山極晃・中村政則編、岡田良之助訳）大月書店、一九九〇年、五一二頁。

(12) 有山輝雄『占領期メディア史研究——自由と統制・一九四五年』柏書房、一九九六年、一七九-一八一頁。

(13) 高桑幸吉『マッカーサーの新聞検閲』読売新聞社、一九八四年、四六頁。

(14) 前掲、『占領期メディア史研究』、一七九頁。

(15) 二〇〇二年七月八日、毎日新聞東京本社にて調査を行なった。毎日新聞社ビジュアル編集室高橋勝視氏に、フォトバンクのデータなど同社の所蔵する会見写真について資料の提供を受けた。記して感謝したい。

(16) 『新聞カメラマンの証言——戦後新聞写真史』日本新聞協会、一九八六年、三四頁。

(17) 二〇〇二年八月、筆者の質問に対する米国国立公文書館からの回答による。

(18) Douglas MacArther, *Reminiscences*, McGraw-Hill, 1964. 問題の写真は、三七六頁から三七七頁の間に綴じ込まれた黒白の写真集のなかにある。日本語版は、ダグラス・マッカーサー『回想記（下）』朝日新聞社、一九六四年、一四一頁。また、『回想記』出版に先行して、『朝日新聞』に連載が掲載されたが、一九六四年一月二十五日の紙面では新聞発表バージョンである。

(19) 天皇開口バージョンを使用しているのは、『別冊 一億人の昭和史 昭和天皇史』（毎日新聞社、一九八〇年、一六三頁）、『河出人物読本天皇裕仁』（河出書房新社、一九八三年、巻頭目次裏写真）、『毎日グラフ 特集・天皇陛下崩御』（毎日新聞社、一九八九年一月二十二日、五二頁）、『毎日グラフ緊急増刊 崩御 昭和天皇』（毎日新聞社、一九八九年一月二十一日号、一〇六頁）、『毎日グラフ別冊 復刻・毎日新聞・昭和天皇』（毎日新聞社、一九八九年二月、五一頁。この場合、『毎日新聞』一九四五年九月二十九日付の一面を「復刻」しているが、オリジナルと異なる口を開けた会見写真を復刻のときに間違ってはめ込み合成している）。毎日新聞社・高橋勝視氏の話によれば、一九七五年から始まった『一億人の昭和史』編集のためにワシントンの国立公文書館で関連写真の調査を社員が行なったが、そのとき、口開けバージョンの会見写真を持って帰りその後使用されるようになったのではないか、ということであった。

ビデオ資料では、よく知られているシリーズ『現代日本の形成過程――マッカーサーの日本』（映像ライブラリシリーズ、五百旗頭真企画・構成／ウォーク・プロモーション制作／丸善／一九九四年／三十分）、『バイオグラフィー20世紀の指導者――ダグラス・マッカーサー』（ヒストリー・チャンネル制作／日本語版監修・小林章夫／一九九四年／四十五分）が天皇開口バージョンであるが、これらも米国公文書館所蔵の会見写真を使用したために起こったことであると推測される。新聞発表とは異なるバージョンの写真が、いつ頃からどのような経路をたどって出回ったのかはよくわからない。日本近代史研究会編『画報・現代史1』（日本図書センター、二〇〇〇年、四六頁）に掲載されている復刻版『画報・現代史 第一集――戦後の世界と日本』（一九五四年発行）に、すでに天皇開口の写真が登場している。そのほか、会見写真の研究として、榊原夏『マッカーサー元帥と昭和天皇』（集英社新書、二〇〇〇年）がある。

(20)『新聞カメラマンの証言――戦後新聞写真史』日本新聞協会、一九八六年、三三頁。

(21) 北原恵「正月新聞に見る〈天皇ご一家〉像の形成と表象」『現代思想』二〇〇一年五月号。

(22) 文部省制定『禮法要項』北海出版社、一九四一年、二七頁。また、伊原頼明『増補皇室事典』冨山房（一九三八年初版／一九四二年増補／一九七九年増補再版、六四-六五頁）においても、「各學校における祝日、祭日の場合、天皇陛下の御寫真の左（拝して右）に奉掲する」と記載され、写真を掲げるときの「臣下ヨリ向ッテノ御順位」が図示されている。

(23) 袖井林二郎『占領した者された者』サイマル出版会、一九八六年、一四二頁。

(24) 会見写真におけるマッカーサーの意識的ポーズについては、袖井だけでなく彼の側近などの証言もある。エドワード・ベア『裕仁天皇――神話に包まれて』（駐文館編集部訳、星雲社、一九九二年、一四頁）では、マッカーサーの専属補佐官であったファビアン・バウァーズが、「マッカーサー元帥は、しかしながらポケットに手を突っ込むと言う計算された仕草で、どちらがボスなのかを示そうとしたようだ」と語っていたと書かれている。だが、日本語版で使用されている会見写真は、天皇開口の没バージョンである。

(25) "Picture of Hirohito Taken By Army Man," *New York Times*, Sept. 28, 1945.
(26) 奥村勝蔵「陛下とマ元帥」、吉田茂『回想一〇年』東京白川書院、昭和五十七年、一〇五頁。
(27) 高見順『高見順日記』第五巻、勁草書房、一九七四年、三三八頁。
(28) 鳥取県特高課「陛下のマ元帥御訪問に対する一般の反響」、前掲註(8)『資料 日本現代史 2――敗戦直後の政治と社会①』二九六頁。
(29) 「[国家喪失の原点を問う] 進駐軍がやって来た! ――80人の証言(上)」、『諸君』二〇〇〇年七月号、二〇〇頁。文中で言及した人々の肩書は雑誌掲載時のものである。
(30) 同前、二二六頁。
(31) 同前、二三〇頁。
(32) 副島廣之『御製に仰ぐ昭和天皇』善本社、一九九五年、六二-六三頁。
(33) 小堀桂一郎「唱和の心」、『興亜観音』のホームページより。http://www.geocities.co.jp/Berkeley/7154/5-1.html (二〇〇二年九月)
(34) 江藤淳「孤独と静謐」、日本を守る国民会議編『聖帝昭和天皇をあおぐ』一九八九年。
(35) 「激動の昭和史から」「字余りのお歌」「昭和史を貫くお心」は、江藤淳『天皇とその時代』(PHP研究所、一九八九年)に所収。
(36) 田中真紀子外務大臣を更迭した直後に行なった施政方針演説の締めくくりとして「松上雪」を引用したため、国会では天皇を政治利用した、あるいは「不敬」であるとの議論が起こった。
(37) 内野光子『短歌と天皇制』風媒社、一九八八年、一八一頁。
(38) 内野光子『現代短歌と天皇制』風媒社、二〇〇一年、九一頁。
(39) たとえば、加納実紀代「母性とファシズム」や井野瀬久美恵「表象の女性君主」(ともに『天皇と王権を考える 第七巻 ジェンダーと差別』岩波書店、二〇〇二年に所収)、若桑みどり『皇后の肖像』(筑摩書房、二〇〇一年)などがある。

# 第二部　トラウマの主体と他者

# トラウマという場所――我々は現実界との出会いを希求しているのだろうか？

下河辺 美知子

## 一、トラウマの在りか

「オックスフォード英語辞典」によれば、“trauma”は十九世紀末までは「肉体に受けたひどい傷」の意味であった。それを、「心の傷」の意味で使い始めたのはフロイトである。[1]「トラウマ」という言葉を精神病理学用語として転用したわけであるが、そこには大きな意味がある。

医学を自然科学の領域と考えれば、レントゲン、エコー、CTスキャン等の画像に表れた異常や、検査値に出た特別の数字によって病気は特定されなければならない。トラウマを「肉体に受けた傷」とするならば、その傷の状況は、出血の量、身体に受けたダメージを示す検査値といった記号的情報によって指し示されるはずである。

ところが、トラウマを「心の傷」を指す言葉として使い始めるとき、そのシニフィエ（指し示されるもの）は具象性を剝ぎ取られる。つまり、心の傷としてのトラウマは、画像や数字といった物質的記号によって指し示されることはなく、逆に、身体が発する様々な症状／兆候から、不可視なものとして突き止められるのである。

医学用語とは、自然科学の言説によって支えられているので、そこでは、記号と指し示されるものとの間には一対一の対応関係が求められる。画像・数値といった記号と、病名との間に有意な因果関係を取り結ぶこと――時には捏造すること――が近代医学の権威の設立法であると言えるかもしれない。細胞学者として出発したにもかかわらず、フロイトは「外傷性神経症」という病名を扱うのに、こうした自然科学的言説の力を借りることをしていない。第一次大戦後に顕著に出た症例「外傷性神経症」についてフロイトは言う。「この病気を機械的な暴力の作用による神経組織の器質的損傷に帰そうという企画には終止符をうつ事にする」[2]。トラウマが、肉体上に現れる異変や、肉体から取り出される検査値データという外側にある記号と結び付けられる疾患でないことを、フロイトはこうして認めているのである。

普通、疾患とは、身体のある組織が器質的に病み、そこから症状が出てきたものと考えられている。それゆえ、医学による診断は、外から見た症状によって、内なる病気へたどり着く方向で行われる。肺結核が肺組織が冒される病気であり、肝硬変が肝臓がダメージをうけ、脳腫瘍は脳に異常な細胞分裂が起こる。病名とは、異常が起こっている組織を体内のある部分に特定することでもたらされる。

然るに、「外傷性神経症」を引き起こすトラウマという〝傷〟のありかを、医学は――少なくとも十九世紀末の医学は――人間の身体のどこかに突き止めることはできなかった。二十一世紀になった今でさえ、完全には特定できてはいないはずである。

フロイトは二十世紀の初め、身体と精神の両方に現れる奇妙な症状を〝発見〟し、「未だ、完全な理解には達していない」と言いながらも、「外傷性神経症」という病名を〝発明〟したのである。そして、自然科学の言説が、トラウマの場を人間の身体のどこかに突き止めることができぬがゆえ、フロイトのこの病名の発明が、二十世紀を通じて我々の興味を引き続けることになるのであった。

トラウマとは、身体のどこにあって症状を引き出しているのか？　症状だけが現れてくるのに、その発信元は突き止められない。トラウマとは、身体の内部の異常ではなく、我々がその状況で様々な症状を演じてしまう〝場〟であると考えてみてはどうだろう。

## 二、「現実界」の侵入

トラウマを〝場〟であると考えるとすると、そこは特別な体験のための空間であると言えよう。フロイトは「外傷性神経症」の際立った特性の一つとして「不意打ちという要素、つまり驚愕」をあげている（「快感原則」一五四頁）。危険の予期とそれへの準備の状態を「不安」、不安に対して特定の対象が設定させたものを「恐れ」と呼ぶのに比べ、「驚愕」とは「人が無準備のまま危険に襲われた時陥る状態」であり、「不意打ちの要素」を持ったものであるとフロイトは定義する。

＊

「不意打ち」に襲われた感覚とはどのようなことなのか？　二つの局面から述べてみたい。一つは、空間的言説で表現される。それは、外部と内部の二項対立の中で、外からの侵入がもたらす不意打ち感である。今一つは、時間的言説で表現される。こちらは、予期せぬうちに、準備の出来ていないうちに襲ってくる感じである。

まず、前者の空間的言説としてのトラウマの不意打ち感について考えてみたい。再びフロイトに戻ると、彼は驚愕の瞬間を、防衛する何かが破れ、刺激を保護するために設置されていた防御手段――彼は「刺激保護膜」と呼んでいる――が破綻してしまった状態と見ている。「外部から来て、刺激保護を突破するほど強力な興奮を、われわれは外傷性のものと呼ぶ」（「快感原則」一六七頁）。フロイトのこの言葉からは、彼がトラウマ的体験の瞬間を、内と外という差異の中で考えていることがわかってくる。快感原則の支配する〝自己〟という〝内部〟は、〝外部〟からの刺激から本来隔絶しているものだというのである。さらに、フロイトのトラウマへの洞察は続く。「生命ある有機体にとって、刺激保護は刺激受容以上に重要な課題である」(「快感原則」一六六頁)。とすれば、我々も、快感原則では処理出来ない量の刺激に対する保護の限界という点に論点を移さねばなるまい。

フロイトは内と外との間を区切るものとして「保護膜」という、物質的存在を設定している。これは、メタファーではあるが、触れることの出来るものとして精神の内と外を表象していることに重要な意味がある。つまり、空間的位相の中でトラウマを捉えるとき、それは、仕切っている膜を破って外から「侵入」してくるものという形で認知されるとフロイトは考えていたことになるからである。

ジャック・ラカンを使って大衆文化を読み解くことで幅広い著作を発表しているのはスラヴォイ・ジジェクである。ジジェクは、内と外という二つの世界を隔てる膜を、自動車の窓ガラスに見立て、スピルバーグ映画『太陽の帝国』を読み解いていく。イギリス人少年ジムは、上海で両親に守られた状況でロールスロイスに乗って外を眺めている。彼は、中国人の日常生活の悲惨と混沌とを、内部にいる自分の現実とは無関係なもの、外部という虚構として見ている。彼と外部とを区切っているのは、車の窓ガラスであり、それがフロイトの言う「刺激保護膜」にあたるのである。

ジジェクは次に一つの物語を持ち出して、外部の侵入の様子を生生しく解き明かしていく。ロバート・ハインラインのSF小説「ジョナサン・ホーグ氏の不愉快な職業」である。ある事件の調査を依頼された私立探偵ランドルは、その依頼主ホーグから、地球上の現実は様々な宇宙の一つにすぎず、全ての宇宙は、我々の知らない神秘的な真の支配者が支配していると聞かされる。

ランドルが妻とニューヨークに帰る途中、彼らは車内から子どもが車に轢かれるという事故を目撃する。ホーグからは、「帰る途中、どんな事があっても車の窓をあけてはいけない」と言われていた二人であるが、警官をみつけると我慢できずに車を止めて窓を開ける。そのとき、二人は悲鳴をあげそうになる。二人の見た外の風景は次のように描写されている。「何もなかった。そこにはただ形のない灰色の霧が、まるで生まれたばかりの生命のように、ゆっくりと脈打っていた。霧の向こうに街は見えない。霧が濃かったからではなく、空っぽだったからだ」(3)。

車の窓の外に広がる「形のない灰色の霧」は、ジャック・ラカンの「現実界」であるとジジェクは言う。「おぞましいほどの生命力を持った前象徴的な実態の脈動」(4)とジジェクが表現する窓の外の世界は、生命力にあふれている（「ゆっくり脈打っている」）にもかかわらず、窓を開けたランドルたちの目には何も見えなかった（「空っぽだった」）のである。車内という〝現実〟にいる彼らにとって、外界とは「何の音も聞こえず、何の動きも見えない」空間であったからである。

ジジェクはこの小説のこの場面を「現実界」との遭遇として描いている。「現実界は、外部と内部とを隔てている境界線（この場合は窓ガラスが具現化）そのものから噴出してくる」（『斜め』一五、三九頁）と言うのである。外部とは、内部との連続性を断たれているために、内部にいると遠くにあるものと感じられる。しかし、我々はもう一つの現実がすぐそこにあることは分かっていても、外部の現実を虚構として心理的に遠ざけて生きている。ジジェクはこの心理を「内部と外部との不均衡」（『斜め』一五、四〇頁）と呼んでいる。車内に乗り込むと、それまで小さく見えていた自分のいる内部が広く感じられるのだ。そして、外部である「現実界」は、窓ガラス一つ隔てた向こうにあり、車内という我々の現実に侵入しようとしているように思えるのである。

仕切りの窓を何かの拍子に開けてしまったとき、その境界線は、フロイトの言う刺激保護膜としての機能が破れ、我々は「現実界」があまりに近くにあったという事実を突きつけられる。この衝撃こそが、トラウマの空間的打撃の本質である。

## 三、象徴界の撹乱

ジジェクが、現実界を示す「形のない灰色の霧」を「前象徴的」と表現したことに注目したい。内と外という対立によってラカンの三つの概念を捉えるとき、窓の外側の「現実界」とは、窓の内側の「象徴界」の〝前段階〟であるという。ではこの〝前〟とは時間軸上の前後のことだけを言っているのであろうか？

ラカンを使って大衆文化を読み解こうとするジジェクの手法の中心にあるのは、「現実的なものの理論家としてのラカン」である。初期のラカンは「想像界」と「象徴界」との分離を、家族関係のモデルから言語的秩序へと重ねて論じていった。「象徴界」とは、「想像界」という混沌を〝ファラス〟が表す「父の名」という支えによって、一時的な静止空間を構築することである。この点から見ると、「象徴界」の前段階は「想像界」であると言えるようにも思えてくる。

ところが、ラカンは一九六〇年前後から、自らの理論の中に「現実界」という新しい概念を導入し始める。ラカン本人は、自分の「現実界」の発見を「フロイトの無意識の発明に匹敵するものである」と言っている。ラカンが見出した「現実界」とは、「象徴界」の彼岸にあるものであった。それは、「象徴界」の消滅した後に残るものであると同時に、「象徴界」の生まれる前の単なる「現実」として、ただ、そこにある。一方、象徴界の中で生きている者は、保護膜の中に自らを囲っているため、現実界は、突然侵入してくるもの、驚愕をもたらすものとして認識されるのである。

ジジェクは現実界が車の窓ガラスという境界を突き破って内部に侵入してくると言って、現実界の場を外部と名付けていた。しかし、象徴界の内部にいて現実界が現れる瞬間は、象徴界の中心に「穴」が出現したように見えると言う者もいる。それは、象徴界的秩序が、現実界の侵入によって撹乱され、父の統率する静止した世界が、崩壊の危機に陥る瞬間である。内部にいる我々は、普段、日常生活を営むとき、常識という枠で物を認識しようとするが、それは、こうした現実界と直面する瞬間から目をそむけ、現実界という外部を透明なもの、存在するはずのないものとしておくためである。浅田彰は、このように、一瞬だけ目撃される現実界の機能を、次のように言っている。現実界とは「象徴界のシニフィアンの円環的自動運動を撹乱する偶然の一撃においてのみ、垣間見ることの出来る(ありえない)何か」である。[5]

「現実的なもの」とは、象徴界を外側から取り囲み、象徴界の内部に突然噴出し、象徴界の中心にある穴へ全てを吸い込んでいく。つまり、象徴界内部にいて現実界の存在を感じ取るときの空間的位相は、前後・左右・上下はおろか、内・外という感覚も麻痺させられた状況なのである。一方、時間的位相で見ると、現実界はこちらの準備が出来る前に突然襲ってくるという点で、これまた前後という二項対立が破壊された空間である。現実界はこちらが身構えるすきも与えず、あらぬ方向から近寄ってくる。

時間的にも、空間的にも我々は現実界との接触に対して、予期したり、防御したりすることはできない。それは、ただ「驚愕」として我々のまわりを不気味な影として覆い、その衝撃の軌跡を我々の精神の中に、言葉ではない何かとして焼き付けていく。フロイトはその痕跡を突き止め、トラウマという言葉を与えたのである。ラカンが現実界を発見したと言っていることは、それが、トラウマと密接な関係があって出現する現象である点と重ねて論じなくてはならないのであろう。

## 四、現実界との出会いそこない

ジャック・ラカンの三つの概念、想像界、象徴界、現実界は並べて論じられることが多い。しかし、前二つに対して、現実界とは決定的に異質なものであると私は言いたい。想像界と象徴界とは、実際に自分がその中に位置していることを実感できるものである。もちろん、想像界にいる時点では、世界が自己と他者との二者で充満しているという感覚でいるわけであるが、とにかく、「自分はここにいる」という意識が人を支えている。象徴界にいる場合はなおさらである。「父の名」のもとに自己の位置を確認する作業自体が、象徴界に生きる者の生きている実感でさえある。さらに想像界から象徴界への参入／移行は、人間の成長という時間軸の上で起こる出来事として物語化されてきた。つまり、時間の流れの中に想像界と象徴界とを連続したものとして配置して、それに対する自分の位置を意識することがある程度可能なのである。(6)

先にトラウマのもたらす驚愕が、空間的であるとともに、時間的であると言った。外傷性神経症の特色として「不意打ち」を挙げているフロイトは、自分を襲った危険に対して、予測できていなかったことを強調していたが、トラウマ的出来事の出現に対して、我々が時間をコントロールできなかったことが、トラウマの本質にかかわっていることになる。

キャシー・カルースは、フロイトの「驚愕」という用語を次のように解釈している。「精神に出来た亀裂は、……刺激があまりに素早く襲ってきたために、準備ができなかったという〝恐怖〟が作るのである。生命が危険にさらされたからではなく、その危機を心が認識するのに一瞬おくれをとってしまい、しっかりつかみとることができなかったこと、これが心に亀裂を生じさせるのである(7)」。

現実界と我々との関係を時間の中で見極めようとすると、それは、一方的に我々が現実界からの侵入を被るという形であることが判明する。なぜなら、フロイトの言う驚愕とは、我々の心の準備が整う前に、自分の存在そのものにかかわる事態が訪れるということを言っているからである。そして、これがトラウマの本質的体験であるというならば、それは、現実界が不意打ちとして我々を襲う瞬間の予測不可能性 (unpredictability) の実感と置き換えられるであろう。

予測不可能なものに対する我々の心的態度は二つある。それが襲来することを恐れつつ、それの訪れへを期待する心理である。トラウマを論じるときに出会いという事象に焦点があてられていくのはこうした経緯からであろう。

ラカンは一九六四年に行われた『セミネールXI』(*The Four Fundamental Concepts of Psychoanalysis*) の第五回「テュケーとオートマトン」の中で、現実界について次のように問いかけている。「我々はこの現実界とどこで出会うことになるのでしょうか?」[8]。想像界がそこにいる場所、象徴界がそこに入っていく場所であるとすれば、現実界とはそれと出会う場所であったのだ。しかも、その出会いとは「精神分析が見出したものの中で大変重要であり、精神分析にとって本質的な出会い」であるとラカンは言うのである (『四概念』五三頁、七二頁)。

ラカンは現実界との出会いを、アリストテレスから借用した「テュケー (tuchê)」という用語で示そうとする。この出会いの特色は、まず第一に、出会うべき対象である現実界が「逃れ去る」(五三頁、七二頁) ものであることである。現実界は「オートマトン (automaton)」の彼岸にあるのだとラカンは言う。オートマトンとは快感原則が支配する場であり、そこは「記号が回帰し、記号が立ち戻り、記号が (自己の存在を) 執拗に主張する」(五三 - 五四頁、七二頁) のである。

我々は快感原則の支配の中で生きていることになっているが、そこで、我々と記号との関係はまさに、こうした回帰、再帰の連環の中に凝縮されている。そんな中で、我々が現実界と出会うとき、我々はどのような形で記号との関係をつかみとるのであろうか? 我々のテーマであるトラウマの本質に迫るためには、この点について検討する必要があるのである。ラカンはこう言っている。「テュケーの機能、出会いとしての現実界の機能ということであるが、それは、出会いとは言っても、出会いそこなうかもしれない出会いのことであり、本質的には、出会いそこなったものとしての出会いなのである。このような出会いが、精神分析の歴史の中に最初に現れたとき、それは、トラウマという形で出現してきた。そんな形で出てきたこと自体、我々の注意を引くのに十分であろう」（『四概念』五五頁、七三頁）。

フロイトが「快感原則の彼岸」で述べていた「不意打ち」、「驚愕」の本質を、精神分析の歴史の中に捉えたラカンは、それが「現実界」が我々に与える効果であることを見通している。そして、ラカンの洞察の真髄は、現実界と我々との関係が「出会いそこないという出会い」であることを見破ったことであろう。二十世紀初頭にフロイトが気付いた反復強迫という人間の記憶にまつわる一つの〝くせ〟を、ラカンがここで新たなる地平から解き明かしたと言えるのである。

外傷性神経症の患者は、自分の中の抑圧されたものを思い出すことが出来ないが、ことに「本質的なものこそ、思い出すことが出来ない」とフロイトは言う（「彼岸」一五九頁）。患者が反復強迫を演じてしまうのは、この思い出せないという意識の裏に、思い出したい／思い出さねばという心的要請があるからなのである。そこで、抑圧されたものを記憶の中に収めることのできない患者は、過去のものとして思い出すのではなく、「現在の体験として反復するよう余儀なくされる」（「彼岸」一五九頁）というのだ。

では、なぜ、〝現在〟の時点で繰り返しその抑圧されたものと接触しようとしてしまうのであろうか？　ラカンは言う。「精神分析が発祥した当初、分析の中に〝同化〟できぬものとして現れたものがある。それが現実界だったのだ」（『四概念』五五頁、七三頁）。患者が語る自分についての言説は、本当に語るべきことへはとどかない。分析医との対話の中で、転移の関係の中でそれは言語化されるべきなのであろうが、精神分析の言語行為的言説の中にさえ、凍結したその記憶を〝同化〟することは難しい。ラカンがそこに見たものは、「現実界」との出会い損ないという場に立ち現れるトラウマという場所であった。

## 五、トラウマの場所

出会いそこないという言い方をしてきたが、では、我々は現実界と出会いたいと思っているのであろうかと問うてみたい。現実界との出会いそこないを繰り返すのがトラウマ的反復強迫行為である。DSM‐Ⅳの「外傷後ストレス障害（Posttraumatic Stress Disorder）」の項では、トラウマ的出来事を再体験し続ける形態が五つ挙げられている。(9) 心象、思考、知覚によって、出来事が侵入してくるかのような形で想起する。出来事を反復的に夢として見る。出来事が再び起こっているかのように行動したり感じたりする等々。

こうした症状の表現の仕方について注目したいことがある。抑圧されている出来事の記憶との接触と思われるこうした再体験は、客観的に事実確認的に記述されているが、その中に、「苦痛な（distressing）」という主観的な表現が入りこんでいることである。なぜその「苦痛な」ことを患者は「反復的（recurrent）」に行おうとするのであろうか？　患者が思い出しあぐねるその出来事とは、我々のこれまでの議論から言うと、現実界を一瞬垣間見る瞬間のことである。現実界と出会う驚愕は恐怖であり、それゆえに「苦痛である」。しかし、にもかかわらず、繰り返しその出会いを反復する様は、むしろ現実界との出会いを一方では希求しているかのようにも見えてくる。逃避と希求の弁証法なるものが、トラウマをめぐる言説に見出されるのであろうか？

＊

現実界との出会いを「手紙が届けられる」というメタファーで語るのはスラヴォイ・ジジェクである。ラカンの有名な『盗まれた手紙』についてのセミネール」の最後の一節を借りて、ジジェクは想像界、象徴界、現実界の各々において「手紙があて先に届く」形態を解説する。

なかでも、現実界のレベルにおいて「手紙は必ずあて先に届く」というテーゼの意味することを、ジジェクは「自分の運命と出会う」こと、即ち「私たちはみんな死ぬ」という認識のメタファーとして捕えている。(10) 手紙とは、私たち全員がまちがいなく受け取るものであり、その点で、それは〝死〟に等しい。ジジェクは手紙の機能を次のように表現する。「私たちは、ある手紙(私たちに死を宣告する手紙)が私たちを探しながらあちこちさまよっている間だけ生きていられるのだ」(『症候』二二、四七頁)。もちろん、我々は手紙が届くのを恐れている。だから、「手紙は必ずあて先に届く」というテーゼには「何か不吉なもの」があるのだ(『症候』二二、四七頁)。

＊

現実界とは象徴界の彼岸にあると言ったが、それは、また、象徴界のただ中の「穴」として出現することもある。ジジェクはそれを「前象徴的」であると言う(『症候』二二、四九頁)。ここで注意すべきは、この「前象徴的」という言い方が、象徴界以前の状況であるからといって想像界のことを言っているわけではないということである。現実界が前象徴的であるのは、〝死〟と等価であるはずの現実界に、象徴界が捕捉できない剝き出しの〝生〟が充満しているということである。現実界とは、「死の欲動」と「生の欲動」とが共に我々を誘惑する場であるとも言えるであろう。ジジェクはこの二つの欲動を「象徴的対立ではなく、現実界特有の緊張と敵対」であると言う(『症候』二二、四九頁)。現実界が死の闇として恐れられているのは確かであるとしても、一方では、生のかけらに接する機会を提供するものとして我々を待ち受けているらしい。

人は現実界との遭遇を希求しているのである。それは、日常の中のふとした瞬間に、現実界からの応答を確信する機会にめぐり会うとき、それを自分の全能感とすりかえることからもわかる。ジジェクは既に述べたスピルバーグ映画『太陽の帝国』でこうした事例を説明する。上海で第二次大戦の混乱に巻き込まれたイギリス少年ジムの話であるが、彼は、中国人の悲惨な生活が繰り広げられる世界を、自分の生活する現実とは切断された〝外部〟と見ていた。ジムは自分の世界が崩れたとき、精神的に生き残る必要があった。「彼の象徴的宇宙が文字通り崩壊してしまった後に〝現実喪失〟を避ける」(『斜め』二九、六四頁)ためである。

ジムにとって全能感は、彼と両親が避難したホテルを日本の軍艦が砲撃したときのエピソードに見出される。ホテルの建物に大砲が命中し、大きな振動を感じたとき、ジムはその砲撃を「自分のせい」だと言って責任を引き受けようとする。彼は、日本の軍艦の照明信号に対して、自分の持っていた懐中電灯で応答したからだと言うのである。砲弾が命中したとき、彼は父親に向かって言う。「本気じゃなかったんだ。ほんの冗談だったんだ!」。ジジェクはジムのこの身振りを「象徴化の初歩的な〝男根的〟身振り」(『斜め』二九-三〇、六五頁)と言っている。ジムは現実界との偶然の遭遇を自分で演出したつもりになっているのである。彼は「自分の全くの無能性を全能性へと転化し、現実界の闖入の根本的責任は自分にあると考えている」(『斜め』二九、六五頁)のである。

現実界が自分の現実の中に突然侵入してきたとき、人はうろたえ、その出来事を何とか自分がなじんだ世界の脈絡の中に取り込もうとする。ジムの身振りは、このための大袈裟な反応であったが、ジジェクはそれを〝男根的〟と呼ぶ。ジムは現実界の闖入を自分の象徴界内の象徴の網目の中に絡めとり、「父の名」の機能を自ら代行しようとしていると言うのである。

確かに、ジムの例は、子どもであることもあって、想像界的色彩の濃い、多少グロテスクなまでの全能の身振りである。しかし、我々は誰もがこのジムと同様、自分の行為に対して、現実界からの応答を求めている。ジジェクはこのことを指してこう言っている。「我々は常に何か現実界の小さなかけらがなくてはいられない」(『斜め』三一、六五頁)。

現実界が死であるとすれば、我々はそれを恐れるべきなのかもしれない。しかし、一方では、我々は現実界との出会いを希求している。だから、現実界からの応答が実は偶然のものであったとしても、それを自分に向けられたものであり、自分にとっての「現実」であると考えようとしてしまう。象徴界の中にあってその目で見ている「現実」を現実界の一部として認知したいという気持が、現実界との出会いを期待するのである。しかし、ラカンの言う〝現実〟が、現実界の側のものであることは、ラカンの次の言葉からもわかる。「……現実、それが、現前することを我々が要求していると思われているこの現実について、我々は探求していかなくてはならない」（「四概念」七四、五五頁）。

恐怖しつつ希求するのが現実界であれば、それとの出会いへの予感は出会いそこないという結果をも含んだものであるがゆえ、反復強迫となって我々の日常を支配する。現実界へ繰り返し帰還するという事実は、トラウマという概念として精神医学の中に出現した。トラウマとは、現実界を希求して現実界と接触しようとする場に湧き上ってくる空間だ。なぜなら、トラウマとは現実界を恐れ、現実界を回避しようとする動作の中に染み付いて感知される状況であるからだ。いずれにしても、トラウマとは現実界との関係の言語化を促す精神分析の場において「同化しきれぬもの」という形で出現したものなのである。

逃れ去る現実界と出会おうとすること、その出会いは常に出会いそこないという出会いであること、そのために我々は常にその出会いそこないの地点と瞬間とに呼び戻されつづけていること。こうした、矛盾に満ちた、しかし、何か「懐かしさ」に突き動かされた行為が行われるのがトラウマという場なのである。それゆえ、トラウマ的帰還として現実界が出現するまさにそのことの中に、我々の日常は支えられていると言えるであろう。恐怖と希求という正反対のベクトルのあやういバランスの中で我々は現実界と出会おうとし、出会いそこなうのである。

## 註

(1) 一般の用語として trauma を「心の傷」として用いた用例の初出は *Oxford English Dictionary* によると、一八九四年の William James のものである。彼は「精神のトラウマ」を「魂にささった棘」と表現している。

(2) S・フロイト「快感原則の彼岸」(一九二〇年)『フロイト著作集6』井村・小柴他訳、一九六九年、人文書院、一五四頁(以下この論文からの引用は「快感原則」と記し頁数を示す)。

(3) ロバート・ハインライン(Robert Heinlein)「ジョナサン・ホーグ氏の不愉快な職業」(矢野徹訳『輪廻の蛇』、ハヤカワ文庫)。

(4) Slavoy Žižek, *Looking Awry : An Introduction to Jacques Lacan through Popular Culture*, an October Book, The MIT Press, 1991. スラヴォイ・ジジェク『斜めから見る——大衆文化を通してラカン理論へ』鈴木晶訳、青土社、一九九五年、三九頁(以下この著作からの引用は「斜め」と記し、英語版、日本語版の順に頁数を示す)。

(5) 浅田彰「導入にかえて——いまなぜジジェクか」、『批評空間』、一九九二年 No. 6、七頁。

(6) ただし、我々は言語習得後も想像界の影に付きまとわれる。想像界とは象徴界に生きるときその下に共存しているものであるとも言えよう。

(7) Cathy Caruth, *Unclaimed Experience : Trauma, Narrative and History*, The Johns Hopkins University Press, 1996 p. 62. キャシー・カルース「トラウマからの/への出立——生きのびることと歴史」(下河辺美知子訳)、『現代思想』、一九九六年十月号、一四二頁。

(8) Jacques Lacan, *The Four Fundamental Concepts of Psychoanalysis* (The Seminar of Jacques Lacan, Book XI), ed. by Jacques-Alain Miller, tr. by Alan Sheridan, W. W. Norton, 1981, p. 53. ジャック・ラカン『精神分析の四基本概念』ジャック＝アラン・ミレール編、小出・新宮・鈴木・小川訳、岩波書店、二〇〇〇年、一四二頁(以下この著作からの引用は「四概念」と記し、英語版、日本語版の順に頁数を示す)。

(9) *Diagnostic and Statistical Manual of Mental Disorders* (Fourth Edition, DSM-IV), American Psychiatric Association, 1994.『ＤＳＭ-Ⅳ 精神疾患の分類と診断の手引き』高橋・大野・染矢訳、医学書院、一九九五年。

(10) Slavoy Žižek, *Enjoy Your Symptom ! : Jacques Lacan in Hollywood and out*, Routledge, New York and London, 1992. ス

ラヴォイ・ジジェク『汝の症候を楽しめ——ハリウッドvsラカン』鈴木晶訳、筑摩書房、二〇〇一年、二〇、四六-四七頁(以下この著作からの引用は「症候」と記し、英語版、日本語版の順に頁数を示す)。

# 物語とトラウマ

久松　睦典

## 一、トラウマの時間性

医療人類学という立場からトラウマ（心的外傷）概念が歴史的に成立していく過程をあきらかにしたアラン・ヤングは、トラウマに関連する時間の流れにはふたつの方向性があるのではないかと指摘している。[1]通常のＰＴＳＤ（心的外傷後ストレス障害）においては、時間は外傷的事件から症状へと流れると想定されている。しかしヤングは、トラウマのもつ「呪縛力」や「過去を消化して自己のものにするという作業によって絶えず自己をつくり直」すというリボーの自己概念に言及しつつ、時間が主に現在の心理状態から事件へと逆向きに流れているケースもあるのではないかと述べる。ヤングによると、こうした発想は詐病性のＰＴＳＤの問題としてのみ扱われることが多かった。現在から過去への遡行的な再解釈という動きを認めることは、原因としてのトラウマの真実性という土台を揺るがしてしまうからである。しかし、トラウマはそもそも時間的な物語の秩序には収まらない無時間的な性質をもっている。だとすれば、トラウマという空白を物語の秩序で抱える際の時間の流れは、もっと重層的に捉えることができるのではないだろうか。

フロイトは「事後性」という観点から、ある出来事がトラウマとなるのは後になってその外傷的な意味が発見されるからだと論じた(2)。トラウマという原因があってそれが現在の症状を生み出したという因果を逆にした発想である。事後性とは、現在の語りが「過去」や聴き手との関係のなかでいかに生成していくかというプロセスと関連している。もちろん、現在の視点によって恣意的に過去が変化するわけではない。過去は語りの主体にとってどうしようもない他者として立ち現れてくる。過去、あるいは記憶という問題は、物語性と本質的に緊張をはらんだ関係をもっている。だからこそそれは、心理療法における物語の生成の動きを見るために重要な視点を与えてくれると思われる。

トラウマのもつ過去の直接的な現在化という性質と、過去は常に現在から解釈されたものだという物語論の視点はひとつのパラドクスをはらんでいる。トラウマの直解的(literal)な性質は、その理論においてもトラウマを文字通りに扱うことにつながり、それが事実とファンタジー、外界と内界、加害者と被害者といった分裂をもたらしている。しかし心的現実がすべてだとして、体験は常に解釈されたものにすぎないと述べてしまうことにも問題があるだろう。それは現実の虐待を見落としたり、その影響を過小評価することにもつながるし、こうした相対化は治療者にある種のデタッチメントを引き起こしてしまう。心理療法において治療者は、トラウマのリアリティを十分に受けとめる必要があり、同時にトラウマを直解的にではなく、イメージやメタファーとしても多層的に捉えていかなければならない。トラウマは、人間的な意味の領域に亀裂を生み、根源的な無根拠さ、無意味さをあきらかにするがゆえに、かえってその空白の周りに意味を強く引き寄せる。たとえば、震災のように事実性が明白なトラウマ体験でさえ、語られるうちに震災がその語り手の人生における「そうとしか語りようのない何か」を象徴するようになることも多かった。あるいは、トラウマがトラウマを想起させる場合があるように、複数のトラウマ体験が韻を踏んで複雑な物語が語られることもある。

トラウマそのものが非物語的な性質をもつとされるのに対して、他方で治療モデルとしてのトラウマ概念やトラウマ理論は心に対する因果論的な姿勢が強い。ＰＴＳＤが定義上、病因としてのトラウマ体験と症状の因果関係を前提としているのを見てもこれはあきらかだろう。しかし因果のつながりのみが強調されると、物語化という働きがそもそも想像力を媒介としていることが忘れられてしまう。物語は固定され、そのプロセスを動態として捉えることが難しくなる。たとえば、トラウマ的出来事と描画や箱庭、夢などのイメージについて考えてみたい。治療関係において表現されたイメージは、たとえ非常に迫害的で外傷的なものであったとしても、過去のトラウマと直接的に対応しているわけではない。それは、すでに現在の関係性において表現されたものであるという視点も必要である。こうしたイメージは、現在の治療関係において治療者に保護を求める要求を反映したものかもしれないし、あるいは治療関係における外傷的な体験を表しているということもありうるだろう。

非物語的なトラウマの記憶の物語への変容という課題は、トラウマに関する心理療法の多くで強調されている。しかし物語化への動きは、無意味なものから意味あるものという一方通行的なものではなく、実際には象徴の彼岸としての「モノ」の領域と「語り」の領域の相互作用と、それらの中間領域の形成として捉えることができるのではないだろうか。物語は、たとえそれが悲劇的な物語であろうと、さまざまな事象を結び合わせてひとつのプロットを構成していくという点で、根源的にはエロス原理に従うものである。病因あるいは苦悩の原因として「語られ」「表現され」たトラウマは、すでに物語のもつ因果性にどの程度か媒介されており、エロス原理に基づいている。これは、トラウマという出来事が本質的にもっている無意味さや無根拠性、あるいは「死」を、継起的な物語の秩序によってなんとか抱えようとする試みだといえる。心理療法は、出来事を抱える器としての物語を形成することを助けるものだと考えられる。しかし一方で、心理療法は、物語という人間的な意味や時間に媒介される以前の領域にも開かれている必要があるのではないだろうか。そして、物語とは本来的にこうした無意味さや無時間性、あるいは「死」をも抱え込んでいるものではないか。心理療法がクライエントの自己物語の変容を求めるならば、因果的な事象のつながりだけではなく、語ることを可能にする象徴化と語りの主体がどのように生成してゆくのか、という視点も必要だろう。そのために、トラウマを、物語的な時間に媒介された因果的関係においてのみ見るのではなく、治療関係のなかの出来事や語りの空白として捉えることを試みてみたい。

## 二、物語の生成の場としての心理療法

心理療法にとって物語（narrative）という観点は非常に重要なパラダイムとなっている。心理療法が、治療関係における物語の生成と深くかかわっているということは、学派を越えて共有できる認識のひとつだといってもよい。精神分析において、スペンスは「歴史的真実」の探求よりも「物語的真実」の構築を強調した[3]。また、シェーファーは、治療とは「人生の語り直し」であると論じる[4]。家族療法でも「ナラティヴ・セラピー」が現れており[5]、また精神医学においても、自然科学的な世界観とは対照的な物語論のパラダイムが探られつつある[6]。

物語とは、始まりと中間と終わりをもった一連の出来事の想像された因果的連鎖であると、とりあえず定義することができるだろう。心理療法が物語ということを強調するのは、主体と客体の分離を前提とした自然科学的なモデルでは捉えることのできない経験の地平を開いてくれると考えられるからである。心理療法では何よりも、クライエントの語りと、それを通じて表現される主観的なリアリティが大切にされる。当然ながらそこでは治療者自身の主観も常に問題とされることになる。ブルーナーによれば、いわゆる自然科学が「人間の意図や人間の苦境を越えて不変のままにとどまる世界を創作しようとめざす」のに対して、人文科学は見る者の位置とスタンスによって変化する世界を扱う。前者は「文脈独立性を通じて」普遍性に達しようとするが、後者は「文脈依存性を通じて普遍性」にいたろうとする。そして、人間の意図や苦境といったコンテクストにとどまりつつ世界を描き出すという行為は、物語という様式で構造化されるのである[7]。

もちろん、心理療法において語られる物語は、ひとつの筋道や結論があらかじめ定まったものではない。それはそ

の場の関係性において生まれてくるものである。あるいはそうした語りは物語と呼ぶにはあまりに切迫していたり、まとまりを欠いたりするものかもしれない。しかしこうした語りの限界も含めて、心理療法とは物語の時間と空間に属していると考えることができるのではないだろうか。

グリーンハルとハーウィッツは、「物語に基づいた医療」に関して論じるなかで、物語について次のようにまとめている。[8] 物語とは始まりとそれに続く出来事の連鎖をもち、どんなふうにそれが終わるのかを想像させるようなものである。物語は語り手と聴き手のものの見方によって変化する。両者の主観性に深くかかわっているということである。また、ある物語において、何が関係があって、何が無関係なのかはあらかじめはっきりと決まっているわけではない。それは語り手と聴き手の即興的なやりとりのなかで筋立てられていく。そして、物語はたんに語り手や登場人物についての客観的な知識をもたらすのではなく、「主観を通じて」体験されるような性質をもっている。物語が人生に意味を与え、体験を形づくるのは、それが出来事を描写する外向的な行動であると同時に、自己反省と自己理解を可能にする内省的な行為でもあるからだ。物語は、ある個人の置かれている状況に意味を与え、文脈を明かにし、展望をもたらす。そこでの治療者の役割とは、クライエントにとって意味のある物語が生まれるのを促進することである。

また、河合は「心理療法とはクライエントが自己の物語をつくりあげていくことを援助する」ものだと述べる。そして物語の特徴として、「つなぐ」役割をもつとともに「つながれる」ことから生まれる、「個別的な状況に注目する」、「原因を発見し除去する近代科学のパラダイムとは異なる」、「偶然性を重視する」といったことを挙げている。[9]

では、「トラウマ」あるいは苦悩の原因として語られた出来事は、物語の構造においてどのような位置にあるのだろうか。

しばしば参照されるものだが、ここでフォースターによる、小説におけるストーリーとプロットの違いについての説明を引いてみたい。

われわれはストーリーを、「時間の進行に従って事件や出来事を語ったもの」と定義しました。プロットもストーリーと同じく、時間の進行に従って事件や出来事を語ったものですが、ただしプロットは、それらの事件や出来事の因果関係に重点が置かれます。つまり、「王様が死に、それから王妃が死んだ」といえばストーリーですが、「王様が死に、そして悲しみのために王妃が死んだ」といえばプロットです。時間の進行は保たれていますが、ふたつの出来事のあいだに因果関係が影を落とします。あるいはまた、「王妃が死に、誰にもその原因がわからなかったが、やがて、王様の死を悲しんで死んだのだとわかった」といえば、これは謎を含んだプロットであり、さらに高度な発展の可能性を秘めたプロットです。それは時間の進行を中断し、許容範囲内で、できるだけストーリーから離れます。王妃の死を考えてください。ストーリーなら、「それから?」と聞きます。プロットなら、「なぜ?」と聞きます。これがストーリーとプロットの根本的な違いです。(10)

物語を動かしているものは継起性と因果性の混同である。物語のなかでは、後からやってくるものが「結果」として、最初に起こるものが「原因」として読みとられる。あるいはフォースターの語るように、最初はその原因がわからず、謎として探求されるというプロットも考えられる。王妃の死は、王が死んだという「トラウマ的な」出来事をその原因としていることがあきらかになるといったプロットがその一例である。

すでに述べたように、治療モデルとしてのトラウマ理論や、心理療法におけるトラウマの語りは、物語性や因果論的な観点と大きく関係している。トラウマは心理療法で起きているプロセスを「読む」ための概念でもある。またPTSDがその定義上トラウマと症状の因果関係を強調するのを見ても分かるように、それは「病因」という問題と切り離すことができない。

十九世紀末から二十世紀初頭における「無意識の発見」は、同時に神経症の病因としてトラウマが心理学的なまなざしのもとに発見される歴史でもあった。症状や夢は、その意味や必然性を知ることのできない出来事やイメージの断片として与えられる。それらを徴候的なものとして捉え、あるプロットをもった物語として読み解こうとするとき、トラウマはいわばその物語の起源として想定される。[11] 心理療法のなかで発見され、語られるトラウマとは、症状や苦悩にある一貫性をもった意味や物語をもたらす。起源としてのトラウマが遡行的に探求されることによって、出来事の諸断片が結びつけられ、ひとつの物語となるのである。アンナ・Oの多彩なヒステリー症状が、ブロイアーとの「お話し療法」によって解消されたのは、「原因」となった出来事と症状の関係を物語として語ることができたからである。たとえば、「どうしてもコップから水を飲めないのは嫌っていた婦人の家の犬がコップから水を飲んだのを目撃したからだったのだ」と言葉にできたことで、「コップから水が飲めない」という症状が消失したのである。[12] これは「意識化」や「言語化」と呼ばれることと関連している。言語化することとは、いわば物語として語ることである。複数の出来事が結びつけられてひとつのプロットが生まれることによって、「体験」が生成することが可能になる。行為として反復されていた症状は、言葉を通じて想起されることで、自我に統合されると考えられるのである。

しかしこうしたプロットとしての物語は、出来事を因果論によって水平的に結びつけてしまうものでもある。物語のもつ同一性にすべての出来事が回収されてしまうと、その物語は動きのない閉じられたものとなってしまう。固く閉じられた物語は、個別性や一回性を反映し得ないし、創造性が犠牲にされてしまう。心理療法において重要なのは滑らかな物語をつくりあげることではなく、むしろ物語性に回収できない異質なものにどれだけ注意を払えるかということだろう。

同様のことがクライエント自身による物語化にも考えられる。岡野は、トラウマを抱えた人が「自己と世界のかかわりに関する歪んだ説明図式」や「世界観」をもつことがあると論じ、それを「外傷性論理」と名づけた。外傷性論理とは、ふたつの隣接した事柄にいきなり因果性を見いだしてしまうような、ピアジェが「前操作期」と呼んだ思考のあり方に近いという。[13]「自分が悪いことをしたから虐待されたんだ」、「これ以上傷つけられないためには、自殺してしまえばいい」といったような論理あるいはプロットは、いわば柔軟性を失い閉じられてしまった物語だと考えられる。こうした物語には自己を守るという意味もあるのだが、狭く閉じられているがゆえに限界があるし、状況によってはかえって非適応的であることも多い。

心理療法が、クライエントの自己の物語をつくりあげていくことを援助するのであれば、そこには当然、物語の変容ということが重要になってくる。自己物語の変容には、単に出来事や事象の水平的なつながりだけではなく、「語り得ないもの」との垂直的な関係を捉える必要がある。トラウマの場合は、非物語的な性質をもつとされる外傷性記憶をめぐる問題系がここに関連してくる。

## 三、トラウマの非物語的記憶とその物語化

先に述べたように、トラウマ概念は治療関係に生まれる語りの文脈を形づくり、症状や夢などの意味をあきらかにするという一面をもっている。しかし、トラウマ的な出来事それ自体は、そもそも意味や理由をもたないためにトラウマとなるのである。それは、主体にとっての必然性をもたない偶然に降りかかった暴力的な出来事であり、ある種の強度は備えているけれどもいまだ意味や適切な文脈をもっていない。

トラウマの記憶が通常の記憶のあり方とは異なっていることを指摘したのはジャネであった。激しい情動を伴う体験をした場合、心はそれを従来の認知の枠組みに合致させることができなくなってしまう。通常、心はさまざまな記憶を意味や文脈を能動的に与えて物語化することで保持している。それは語り手と聴き手の間で、あるいは内的な対話において、体験を組織化し世界を創造している。しかし、トラウマ的な出来事は、体験として統合されず、意識から解離されてしまう。トラウマの記憶は時間的・空間的な文脈に位置づけられないままのイメージや感覚、激しい情動の断片である。それは時間の経過を経ても加工されず、最初に経験したときと同じような恐怖感や衝撃をもって回

帰してくる。

こうした性質からなかば必然的に導き出されることだが、トラウマの心理療法では非物語的な記憶をいかにして物語的な記憶へと変換してくかということが重要とされる。たとえばハーマンは、トラウマからの回復について、安全感と他者との新たな結びつきを強調しつつ、「被害経験者が外傷のストーリーを再構成して語り、これによって外傷性記憶を変形しライフヒストリーに統合する」[14]ことが重要だと論じている。また、現代のトラウマ研究を先導しているヴァン・デア・コルクらも次のように述べている。

治療は、トラウマ性の記憶の非言語的で解離された領域を、言葉が意味と形を有する二次的な精神的プロセスへと翻訳するという作業からなる。そうすることで、トラウマ性の記憶を物語記憶（narrative memory）へと変成することになるのだ。言い換えると、今は潜在的なものである記憶を顕在的なもの、つまり自叙伝的記憶（autobiographical memory）へと変換するのである。[15]

症状や、トラウマとなるような出来事を抱えてしまったことでその主体性をおびやかされている人々は、それが自己の物語に収まらないために苦しんでいる。出来事は、無意味でまったく必然性をもたないものとして身に降りかかってきたと感じられる。トラウマ的な記憶やイメージは解離され、対話不可能な異物として心のなかに残る。こうした観点からは、トラウマに対する心理療法は、自分とは異質で理解しがたい恐ろしいものを、自己物語に統合することを目指しているといえるだろう。

しかし、物語化ということには必然的に「騙り」という側面が関連する。「自叙伝的記憶」とは、すでに現在という視点から解釈され、変形された記憶である。非物語的なトラウマの記憶と物語の記憶のあいだの断絶は、いかにして埋められることになるのだろうか。

# 四、苦悩の象徴化

エレンベルガーは力動精神医学の歴史をたどった『無意識の発見』で、現代の精神医学や心理療法の遠い祖先にはシャーマニズムなどの宗教的な治療法があることをあきらかにした。[16] 心理療法と物語の関連を考えるために、ここでシャーマニズムの治療に遡ってみることも無駄ではないだろう。というのも、シャーマンたちは物語を治療に用いた最初の専門家であると考えられるからである(シャーマンは、解離とトランスを「精神の技術」として使用した最初の人々でもある)。また、病因論という次元でトラウマを考える際の手がかりを与えてくれるだろう。

人類学者のフランツ・ボアズによって聞き取られた、一人の男が呪術的治療者になる物語について、レヴィ＝ストロースは次のように論じている。[17] ケサリードという名前のその男は、シャーマンたちの超自然的な力を信じてはいなかった。彼は、シャーマンのトリックを暴いてやろうとたくらみ、彼らに弟子入りした。ケサリードが伝授された治療の秘密とは、病人の治療の治療儀礼が最高潮に盛り上がったまさにそのときに、あらかじめ口に隠していた綿毛を舌を噛んで血まみれにして吐き出して「これが患者の身体から追い出された、病原体の虫である」と衆目の前で宣言する、というものだった。

ケサリードはこの秘密を知って、シャーマンの治療のからくりを見破ったと考えていた。しかし、病人を抱えた家族に呼ばれた彼が教わった通りの儀礼をほどこすと、驚いたことに実際に患者は治ってしまったのである。何度もこの治療儀礼を成功させるうちに、彼は「大シャーマン」として祭り上げられてしまった。さらに、近隣の部族の老シャーマンとどちらが優れた治療者かを腕比べし、それにも打ち勝ったことで、自らの技術に対する彼の懐疑的な考えは揺らぎはじめる。老シャーマンの技法は、病原体を目に見えるものとして示すのではなく、単に手のひらに唾を吐き出して見せるだけだった。ケサリードは、自分の技法は「血まみれの虫」という目に見える形で病気を患者に示すので、それだけ真実に近く、より誠実なものだったのではないか、その技法によって患者が癒やされたのが何よりの証拠ではないか、と考えたのである。

争いに敗れた老シャーマンは、ケサリードに「昨夜、手のひらについていたものは、本当の病気だったのか、それともただの作り物だったのか、どうか哀れと思って教えてください」と教えを請う。しかし彼はその答えを聞けず、ついには病いに倒れてしまったのだ。

ケサリードによる治療は、どうして患者に対して効果を発揮したのだろうか。そして、口から吐き出された病原体が「本当の病気」であるなら、それはどのようにして本当のものになったのだろうか。

レヴィ＝ストロースの解説によると、儀礼の治療要因は現実が治療者と患者と周囲の人々の経験の重なり合いの中に象徴的に組織化されていくところにある。クナ族のシャーマンが難産の妊婦を助けるために行う儀礼など、いくつかの治療儀礼の例を挙げながら、彼はこう述べている。

治療は、したがって、はじめは感情的な言葉であたえられる状況を思考可能なものにし、肉体が耐えることを拒む苦痛を、精神にとっては受けいれうるものとすることにある。シャーマンの神話が客観的現実に照応しないということは、大したことではない。患者はその神話を信じており、それを信ずる社会の一員である。守護霊と悪霊、超自然的怪物と魔術的動物は、原住民の宇宙観を基礎づける緊密な体系の一部をなしている。患者はそれらを受けいれる。あるいは、より正確には、彼はそれらを疑ったこともない。患者が受けいれないのは、辻褄の合わない気まぐれな苦痛であり、こうした苦痛は、その体系と無縁な要素を構成するけれども、シャーマンは神話に訴えて、すべてが相互に関連しあう全体の中へ、これを置きもどすであろう。(18)

シャーマンの行う仕事は、苦痛に苦しんでいる当人が言葉に言い表すことのできないような諸々の状態を、神話を基盤とした象徴的な表現によって把握することができるよう患者を援助することだといえるだろう。レヴィ＝ストロースは、こうしたシャーマンのもつ治療技術と精神分析の関連を論じている。分析医の場合には主に聴き役で、シャーマンは弁士役という違いはあるものの、患者と治療者のあいだに生成する物語が「経験」することを可能にし、その経験において葛藤が自由に展開されうるのだという。意味づけの外にあった混沌が、経験可能な象徴的表現に包まれることで、病の経験の再組織化と治癒がもたらされるのである。

エレンベルガーは、レヴィ＝ストロースと同じくケサリードの物語を引用しつつ、病因を可視化するシャーマンの技法と精神分析における転移概念との関連を次のように論じている。

> 今日の精神科医は具体物を患者にみせてやれないが、〝転移神経症〟というものの意味を考えれば、病気を物質化《マテリアライゼーション》する手続きと一脈通じるのに気付かないだろうか。元来の神経症が〝転移神経症〟に置き換えられ〝転移神経症〟の正体とその由来が患者に示されて患者は治るのである。[19]

転移とは、病いと健康な生活の中間領域をつくりだすようなものである。そして転移神経症は神経症の「病因」と見なされた幼児期の親との関係において内界に抱え込んだ葛藤を現在の治療者に向け替えることで形成される。テリー・イーグルトンは、文学と精神分析を比較しつつ、転移によって分析場面に生じることについてこう述べる。

> この転移のドラマとこのドラマが分析医にもたらす洞察とそれへの干渉によって、患者のかかえる問題はしだいに、分析医と患者の関係にかたちをおきかえて再定義されるようになる。この意味で、逆説的なのだが、診療室で処理される問題は、患者が実生活で直面している問題と同一ではない。分析される問題と患者の実生活での問題との関係は、文

学テクストと文学テクストが変形する前の実生活の中にある題材との関係に似ていて、おそらく「虚構的《フィクショナル》」な関係なのだ[20]。

だとすれば「病原体」としてシャーマンが示したものや、あるいは「転移神経症」は、病いの「真の病因」と必ずしも直接的に対応しているわけではない。それらをむしろ治療を媒介する第三項としてのメタファーであると捉えた方が適切だろう。河合俊雄は、トラウマ概念とそれを支える因果論的思考を批判的に検討するなかで「心的外傷は、シャーマニズムにおける病気の原因として示されるものと同じように、目の前に見えること、語られることとして具体化し凝縮化できることに重要性があるともいえる」と述べている。そしてシャーマニズムが病いの原因を神々や精霊といった個人を超えたところに求めたのに対して、すでに神話的な現実に包まれていない近代人においては個人史における過去の傷にその原因が求められるようになったという[21]。いわば、神話的世界や神々への基本的信頼感の喪失によって、個人の歴史や内面性におけるトラウマという視点が生まれたのだといえるだろう。

創造的・想像的な活動としての物語は、苦悩(suffering)の源泉を象徴化する。医療人類学の観点から「病いの語り(illness narrative)」に目を向けたのはアーサー・クラインマンである。客観的に対象化された疾患ではなく、苦悩の経験を正当に評価することで多義的で多声的な病いの意味を見出すことが可能だと考えたからである[22]。物語は人生の問題を意味のあるものに変換していく試みであるとクラインマンは述べる。家族の死や重い病といった深刻な経験をするとき、われわれは世界に対する共通感覚的な視点を失ってしまい、自らの経験について新たな視点を取り入れる必要にせまられるような過渡的な状況に投げ出されてしまう。病や喪失、暴力的な出来事は人を日常の世界から、まさに暴力的に締め出し、非日常的でいまだ意味の定まらないところに追いやってしまう。そのような状況において能動的に語るという試みは、「儀礼において用いられる神話の役割と同じく、喪失に形を与え、結末を与える[23]」。

こうした文脈から見ると、心理療法において語られるトラウマは、過去の出来事に起因するだけでなく、現在の治療関係において産み出されたものでもある。したがって、それは過去の事実とまったく同一ではなく、その語りは外的な事実のみには還元し得ない。

しかしトラウマというあまりにリアルな出来事に対して、イメージやメタファーとしての側面を強調したり、あるいは「虚構的《フィクショナル》」などと呼んでしまっては、トラウマ体験の核心が描きそこねられるのではないか。病いの経験を語ることと「フィクション」との類似性をめぐるこうした疑問に対してバイロン・グッドは、病いや苦悩は「何かが確かにそこに在るが形としては不確定なものを把握しようとする、能動的で、統合的な構成過程を必要とする」と述べている。[24] 現実は常に、出来事とファンタジーの相互作用によって創造されている。コルクらも指摘しているように、トラウマの心理療法においても、単に出来事の記憶を事実として取り戻すだけでは十分ではなく、逆説的ながらそれは「創造的な活動」となる必要がある。[25] それゆえ心理療法においては、現実性を保証しつつ同時に物語の不確定性・未確定性に開かれることにも積極的な意義を認めるという、相反する作業が必要となってくるのである。

## 五、ミメーシスとトラウマ

フロイトは当初、幼児期の誘惑というトラウマをヒステリーの病因と考え、それを意識化することによって治療が進められるとしていた。しかし治療場面で語られたトラウマの物語が、必ずしも現実と対応しているわけではないことに気づいたフロイトは、病因としてのトラウマという発想から離れ、エディプス・コンプレックスを核とする「心的現実」を精神分析理論の中心に据えるにいたった。[26]

フロイトが幼児期の誘惑をファンタジーだとしたことに対して、ハーマンは「この探求をもっとも遠くまで推し進め、そのはらむ意義をもっとも完全につかんでいた同じフロイトが後年にはもっとも硬直的な批判者に転じた」[27]と述べて強く批判している。外傷説を発展させると女性や子どもへの性的な圧制を認めざるを得ず、それは家父長的価値観を危うくする。そのためにフロイトは外傷説から手を引いたのだと彼女は論じている。

他方で、このフロイトの「転向」はむしろ精神分析にとって実りあるものだったとする見方もある。ミッチェルは、幼児期の性的誘惑という外傷理論から子どもの能動的な空想への理論的シフトによってこそ、精神分析は内的な物語によって複雑に織りなされた現象をとらえることが可能になったのだと述べる。

この理論の発展はそれとともに、幼児期の誘惑というあまりにも単純化した底の浅い（感染症のような）汚染図式から、複雑で、変化に富んでいて、情熱的な葛藤によって不可避的に引き裂かれており、そして能動的に個人的な意味を生み出しているこころという見方に向けての考え方の移動を伴っていたということである。[28]

こうした理論的対立は現代の「蘇った記憶」と「偽りの記憶」の論争などに受け継がれている。クライエントが語ることに共感的に傾聴するという心理療法の基本的な姿勢から考えれば、当然、語られ、表現されたトラウマの現実性が真剣に受けとめられなければならない。同時に、トラウマという外的な出来事にクライエントの心がどう反応し、その出来事を心のなかに織り込んでいこうとしているのか、あるいはその体験をどのように現在の治療関係において伝えようとしているのかといった視点も重要だろう。フロイトが病因としてのトラウマの現実性を否認したのか、それともトラウマ理論が「底の浅い汚染図式」なのかを二律背反的に問うことは、お決まりの内部と外部、葛藤か外傷かといった袋小路に陥ってしまう。

ルース・リースは『トラウマの系譜学』において、トラウマ理論は十九世紀末に発明されて以来「ミメーシス（模倣）」と「反ミメーシス」というふたつのパラダイムの間を不安定に揺れ動いてきており、両者がお互いを完全に排除することは構造的に困難であるということを論じている。[29]

ミメーシスを重視する理論においては、トラウマ体験はある種の催眠的模倣や同一化のプロセスとして理解される。被害者はトラウマとなった出来事を想起することが困難で、行動として模倣するしかないからである。攻撃者との同一化(模倣)やトラウマの世代間伝達といった視点にミメーシスの問題が強く現れており、そこでは、被害者と加害者が結びついている。トラウマの瞬間は、同一化として描かれるので、そこには主体は存在しないとすらいえることになる。トラウマとは、あらかじめできあがった主体が「外から」の攻撃によって打ち砕かれてしまうような出来事なのではない。それは、主体と客体の差異が生まれる「以前」の出来事なのである。したがって、主体は常にトラウマに遅れてしまう。だからこそ、被害者は何が起こったのかを認識し、知るために必要な距離や心的空間を形成することができない。トラウマをミメーシス的なものとして理解しようとするかぎり、その「真実性」は揺らぎを抱え込むことになる。すなわち、暗示や虚偽記憶といった「騙り」の問題を避けることはできなくなるのである。

反ミメーシス理論においては、トラウマは主体に対して純粋に外部から降りかかる出来事であるとみなされる。主体はすでに構築されているので、外傷場面の目撃者であることが可能である。主体の統合性への損傷がどれほどであっても、原理的にはいつか出来事のことを思い出すことができる。ミメーシス理論が攻撃者との同一化を仮説としているのに対して、反ミメーシス理論は、暴力を純粋に、かつまったくの外部からの攻撃として描く。トラウマの被害者が、暴力にミメーシス的にかかわることは決してないとみなされる。直解的なトラウマやその表象不可能性という概念は本質的には「倫理的な」解決となる。反ミメーシス的な観点は、トラウマを実体論的・科学的に理解しようとする方向性とも結びついている。トラウマの出来事は脳に「現実の刻印」として刻まれると説明される(たとえば、コルクらに代表されるトラウマの大脳生理学的な理解)。非物語的な記憶は、まったく直解的に過去の現実と結びつけられることになる。こうした見解は、近年のトラウマ理論の基盤でもある機械論・因果論的な思考に基づいているといえるだろう。

心理療法においても、トラウマ理論をはじめとして因果論的な説明は広く受け入れられている。しかし、治療のプロセスには治療関係やそこに生起してくる出来事が複雑に、かつ重層的に関連しており、何かを「原因」として取り出すよりも、むしろそれらを全体として把握していく姿勢が重要だろう[30]。「原因」としてある要因を抽出すること自体が、その因果関係を線形的に構成しようとするという意味で非常に意識的なものだといえる。もちろん、言語のもつ線形的な性質は、出来事を理解し抱えるために必要である。しかし物語生成を動きとして捉えるためには、線形的なつながりが生まれる以前の出来事性そのものにも開かれていなくてはならない。また、攻撃者との同一化やトラウマの世代間伝達、外傷性の転移／逆転移といった極めてミメーシス的な問題を、反ミメーシス理論のなかで矛盾なく説明することは難しい。森岡の論じるように、物語生成の場である心理療法においてミメーシスは本質的に重要な要素となる[31]。

## 六、心理療法における出来事

心理療法における出来事とは、因果論的に説明することの困難な、予想しなかった事態が偶発的に起こるようなことを指している。複数の出来事をひとつのプロットとしてつなげていくのが物語だとするなら、出来事は逆に物語を揺さぶり、新しい意味や秩序へと導くものでもある。

心理療法における出来事とは転移や逆転移、行動化、そして端的にハプニングとして生じる。出来事は、その必然性がわからないという意味で「偶然」という様相をもって起こるものだといえる[32]。また行動化は、その必然的な意味が知られないために行動化とみなされる。転移や逆転移も、本来は必然的なものではない性質をその人のものとして「たまたま」投影するものである。

トラウマの「語り得ない」ものを象徴化を通じて物語化していくためには、こうした出来事性を何とか語りのなかに織り込んでいかなければならない。たとえば、外傷性の転移／逆転移と名づけられる出来事は、理解を深める契機にもなれば、治療を壊すものにもなりうる。アンナ・Oとブロイアーの治療が破綻したのは、アンナの「想像妊娠」という出来事が治療関係を大きく揺さぶったからだった。「お話し療法」によって症状の由来や起源を物語ることが不可能になり、「語り得ない」ものと出会ったとき、こうした出来事が起こったのである。トラウマとは、情動的負荷が大きいために「まだ語ることのできない」体験というだけではなくて、本質的に「語り得ない」領域が、暴力的に顕になってしまうような出来事ではないだろうか。

自らについて何かを語るためには、自己は、語りの主体と語りの対象とに二重化されなくてはならない。岩田は、主体の成立は自己自身を客体的な対象として表象化し、折り返すことからなると論じている。他者から隠す（騙る）自己と、他者に示す（語る）自己の二重化を通じて私的な世界が生まれ、自伝的な体験の記憶や将来の自己を他者に物語ることが可能になるのである。[33] ならば自己の二重化、自分自身との差異こそが「内面性」、あるいは心的空間を成立させるといえるだろう。

自己の二重化とは、人間が本質的に抱え込んだ自己との不一致でもある。自己は、対象化されることで語ることが可能になるが、語る主体そのものを語ることは原理的にできない。「私について語っている私」を語ったとしても、その瞬間、語りの主体は語りの後ろに後退している。「語り得ない」ものとは、構造的にはこうした自己言及のパラドクスと似ている。トラウマの「語り得なさ」は、語る主体と語られる体験が象徴的な心的空間の媒介なしに直接的に結びついてしまうことから生じる。そこでは、「現在の私が過去の（あるいは未来の）私について物語る」という通常の語りの構造は壊されてしまうのである。これは、フラッシュバックや外傷性の悪夢などが、過去の直接的な現在化という性質をもっていることを見てもあきらかだろう。[34] だとすれば、「語り得ない」ものを自己物語の外部に実体化するよりは、むしろ物語の内部の「穴」や「歪み」として捉えた方が適切ではないだろうか。そして、逆説的ながら、心理療法はこうした「語り得ない」もののもつ未確定性や決定不能性に開かれるからこそ、自己の物語を語り直すことができるのである。[35]

言語のなかの存在である人間が抱えたパラドクスとしての物語の穴は、主体にとって「死」を垣間見させるようなものである。フロイトは『快感原則の彼岸』で再びトラウマの問題を取り上げ、戦争神経症をはじめとする外傷神経症において「デモーニッシュ」に反復するものを「死の欲動」との関連で論じた。[36] 快感原則はエロス原理にしたがって対象間のつながりをつくり、そこに物語が生まれる。しかし同時に、それは不可避的に死を抱え込んだものではないだろうか。伊藤はラカンを参照しつつ、「転移の本質は死の欲動である」と論じている。転移を「過去の再現」と捉えた場合、そこには「過去の意識化」か、あるいは治療者との間で「過去の修正体験」を求めるという方向しかない。しかし、完全な意識化はそもそも不可能であり、また、修正体験は治療者との合一にいたるまでの終わりなき融合へと向かう。いずれも、過去を文字通りの過去とみなすところに限界があると伊藤は論じる。現実の過去に還元できない部分は、言語のなかの存在である人間が不可避的に抱えている言葉では把握できない「死」にまつわる次元として、転移状況において現れる。そして、心理療法の転移関係において「死の欲動」に触れる地点でこそ象徴化が可能となり、「発話者としての〈私〉」が生まれるという。[37]

「語り得ない」ものがメタファーや象徴へと変容されていく働きは、ユングの「超越機能」という概念から考えることも可能だろう。「超越機能」と名づけられた心のプロセスは出来事の原因ではなく意味と目的を問う構成的なアプローチにおいて見出されるものであり、その点で物語生成や象徴化にも深くかかわっている。出来事に意味を付与し、「事実そのものよりもこの意味の方に何らかの大きな価値を置く世界観」をユングは「象徴的態度」と呼んだ。[38]「象徴」とは、そもそも背後に膨大な「語り得ないもの」をもっているがゆえに象徴として機能する。一義的な言葉によりすべてが語り尽くされてしまえば、それはすでに記号でしかない。ユングは心理療法における象徴化とは、転移／逆転移を背景にしつつ第三のものを創出することだと考えた。「超越機能」もまた、意識と無意識という対立するものから第三項としての象徴が生まれることを指している。治療者の「象徴的態度」は、治療関係に生起する出来事を抱える器となる。それは、語り手、聴き手、語られる物語という三者の相互作用によって、象徴化が可能となる心的空間を準備するのである。

ビオンのいう「アルファ機能」もまた、言葉やイメージとして捉えられる以前の「ものそれ自体」と感じられる原始的な知覚要素を、ファンタジーや夢、物語へと変容させていく働きを指している。[39] 強い情動が付加されてはいるけれども表象することのできない未加工の知覚要素は、治療関係において排出される。そして耐え難い情動や恐怖、未分化の感覚は、治療関係という「容器」において象徴化の可能性をもつことになる。[40] 心理療法において象徴化が可能となる「容器」を提供するためには、治療者は、物語という時間的パースペクティヴに収められる以前の未知や不確かさにとどまることが必要だとビオンは述べる。転移や治療関係に起こるさまざまな偶発的な出来事を通じて、トラウマは治療者に伝えられる。文字通りのものは、治療関係という器のなかで象徴化され、生きた体験へと変容していく可能性をもつのである。「記憶なく、欲望なく、理解なく」というよく知られた言葉に現れているように、ビオンは精神分析的な認識は既知の概念によって出来事を去勢するようなものではないということを強調する。[41] 彼のいう「経験から学ぶ」こととは、バラバラで意味をもたない「モノ」的な世界と、プロットをもち象徴化された「語り」の世界の間の運動である。これは、「妄想‐分裂ポジション」から「抑うつポジション」への移行と呼ばれる動きと対応している。妄想‐分裂ポジションでは出来事に一貫性を見る「私」という視点は十分成立しておらず、ものごとがただ偶発的に生起するように体験されるという性質をもっている。一方、抑うつポジションにおいては主体としての自己が誕生し、歴史的な自己が現れる。[42] ビオンは混沌とした状態に対して迫害的にならずに耐えることが治療者には要求されるという意味で、妄想‐分裂ポジションにあたる心的状態を「忍耐 (patience)」とし、物語化された抑うつポジションに相当する状態を「安心 (security)」と述べている。[43] 治療者の態度として、同様のことがトラウマの問題にもいえるであろう。パトナムは、トラウマの記憶は現実と想像、恐怖とそれに対する精神力動の複雑な混合物であることを指摘しつつ、「想起され再構成された材料が持っている非常な不確実性をなおざりにせず、そしてこれに耐えてゆく心構えが必要」だと述べている[44]。ビオンのいうふたつの体験様式の移行を線形的な発達段階として捉えるべきではない。「モノ」と「語り」相互の対話的関係において、互いに否定すると同時に活性化し続けるのである[45]。記憶や欲望や理解を留保して「いま、ここ」に起こる出来事を見るというビオンの要請は、むしろこの運動そのものを積極的に抱えていこうとする姿勢にほかならない。

これは、ウィニコットが「探求することは、バラバラで無定形に機能することからのみ、あるいはちょうど中立地帯におけるように多分ばかばかしく見える遊ぶことから、生じてくる。ここでのみ、つまり、この人格の無統合状態においてのみ、創造的といえるものが出現可能なのである[46]」と述べていることとも関連している。ウィニコットは、幼児期の愛情剝奪や対象喪失による外傷体験を、主体と対象との間の潜在空間・中間領域である遊びの領域とその象徴性の喪失であるとしている。また、強制収容所を生き延びたような成人においても、この遊びの領域から生まれる創造性が破壊されてしまうことがあると論じている。であるならば心理療法の仕事は、クライエントと治療者の関係性を通じてこの潜在空間を再び創り出すところにあると考えられる。

心理療法における語りもまた、本質的にはこの中間的な遊びの領域に属する。トラウマ体験の想起にまつわる不安、あるいは外傷性の転移／逆転移や行動化といった出来事は、この中間領域を揺さぶる。語りは不連続になり、物語の空白が現れる。この物語の空白は、語り手や聴き手のほんの少しのコミットメントの違いで、その後の文脈が決定的に変わってしまうような地点である。だからこそ、意味と無意味の間でどちらかに偏ってしまうことなく出来事を抱えてゆくことの積極的な意義が認められるべきではないだろうか。

物語論とトラウマ論、双方の視点からお互いを眺めるという作業を行ってきた。トラウマとの関連で言及されることの多い解離という現象については十分に触れることができなかった。また、「物語る」ことを中心に考察を進めてきたが、臨床の実際においては「語らない」ことが重要な場合もあると思われる。心理療法における反物語的な視点も合わせて考えてゆく必要があるだろう。

## 註

(1) A・ヤング『PTSDの医療人類学』中井久夫ほか訳、みすず書房、二〇〇一年。
(2) S・フロイト「科学的心理学草稿」小此木啓吾訳、『フロイト著作集7』人文書院、一九七四年。
(3) Spence, D., *Narrative Truth and Historical Truth : Meaning and Interpretation in Psychoanalysis*, Norton, New York, 1982.
(4) Schafer, R., *Retelling a Life : Narrative and Dialogue in Psychoanalysis*, BasicBooks, New York, 1992. ユング派のヒルマンも同様に「治療とは人生をあらためて物語化すること」と論じている。Hillman, J., The Fiction of Case History : A Round with Freud, in *Healing Fiction*, Spring Publication, 1983.
(5) S・マクナミー、K・J・ガーゲン『ナラティヴ・セラピー――社会構成主義の実践』野口裕二・野村直樹訳、金剛出版、一九九七年。
(6) 酒井明夫他編『文化精神医学序説――病い・物語・民族誌』金剛出版、二〇〇一年。
(7) ジェロム・S・ブルーナー『可能世界の心理』田中一彦訳、みすず書房、一九九八年、八四頁。
(8) トリツャ・グリーンハル、ブライアン・ハーウィッツ編『ナラティブ・ベイスト・メディスン――臨床における物語と対話』斎藤清二・山本和利・岸本寛史監訳、金剛出版、二〇〇一年。
(9) 河合隼雄「心理療法における『物語』の意義」、『精神療法』二七巻一号、二〇〇一年、三-七頁。
(10) E・M・フォースター『小説の諸相』中野康司訳、みすず書房、一九九四年、一二九-一三〇頁。
(11) S・フロイト「ヒステリーの病因について」高橋義孝・生松敬三他訳、『フロイト著作集10』人文書院、一九八三年。

（12）ブロイアーによる報告は、以下の本に収められている。S・フロイト「ヒステリー研究」懸田克躬他訳、『フロイト著作集7』人文書院、一九七四年、一五三‐一七七頁。
（13）岡野憲一郎『外傷性精神障害』岩崎学術出版社、一九九五年、二一‐二二頁。
（14）ジュディス・L・ハーマン『心的外傷と回復』中井久夫訳、みすず書房、一九九五年、二七一頁。
（15）ベセル・A・ヴァン・デア・コルク「トラウマと記憶」、『トラウマティック・ストレス』西澤哲訳、誠信書房、二〇〇一年、三二五‐三五六頁。
（16）アンリ・エレンベルガー『無意識の発見』木村敏・中井久夫訳、弘文堂、一九八〇年。
（17）クロード・レヴィ＝ストロース『構造人類学』荒川幾男他訳、みすず書房、一九七二年。
（18）同書、四五九頁。
（19）エレンベルガー、前掲書、一二頁‐一三頁。
（20）T・イーグルトン『文学とは何か』大橋洋一訳、岩波書店、一九九七年、二四七頁。
（21）河合俊雄「心的外傷理論の批判的検討」、河合隼雄編『臨床心理学体系17 心的外傷の臨床』金子書房、二〇〇〇年、二三-五七頁。
（22）アーサー・クラインマン『病いの語り――慢性の病をめぐる臨床人類学』江口重幸他訳、誠信書房、一九九六年。
（23）同書、一四頁。
（24）バイロン・J・グッド『医療・合理性・経験――バイロン・グッドの医療人類学講義』江口重幸他訳、誠信書房、二〇〇一年、二八八頁。
（25）ヴァン・デア・コルク、A・C・マクファーレン「トラウマというブラックホール」、『トラウマティック・ストレス』西澤哲訳、二〇〇一年、誠信書房、二八頁。トラウマを抱えた人々が語ることに強いためらいを感じる理由のひとつとして、語ることで何かが本質的に変えられてしまうということの逆説をめぐる不安も挙げられるのではないだろうか。たとえば、死者について語ることが死者への冒瀆になるのではないか、ある種の真実を損なってしまうのではないかといった恐れである。
（26）S・フロイト「精神分析学入門」懸田克躬・高橋義孝訳、『フロイト著作集1』人文書院、一九七一年。
（27）ハーマン、前掲書、二二一‐二二三頁。

(28) S・A・ミッチェル『精神分析と関係概念』鑪幹八郎・横井公一訳、ミネルヴァ書房、一九九八年、五二頁。

(29) Leys, R., *Trauma : A Genealogy*, The University of Chicago Press, New York, 2000.

(30) 河合は、「前世療法」という例を挙げて、トラウマと因果論的思考の関係について論じている。河合隼雄「心的外傷の癒しの彼岸」、河合隼雄編『臨床心理学体系17 心的外傷の臨床』金子書房、二〇〇〇年、二七一-二八一頁。

(31) 森岡正芳『物語としての面接——ミメーシスと自己の変容』新曜社、二〇〇二年。

(32) 川嵜は、転移や共時的現象といった「非因果的」な出来事によって因果律が揺らぐことは、本来自我の体系に対してメタレベルにあるものがパラドキシカルに体系内に降下することで自我の変化をもたらす契機になるということを論じている。川嵜克哲「心理療法において因果律が揺らぐことの意義とその諸形態について」、河合隼雄編『心理療法と因果的思考』岩波書店、二〇〇一年、二三-七一頁。

(33) 岩田純一『〈わたし〉の発達——乳幼児が語る〈わたし〉の世界』ミネルヴァ書房、二〇〇一年。

(34) とはいえ外傷夢も自然な回復過程あるいは治療を通じて、徐々に象徴化されてくることも少なくはない。Barrett, D. (ed), *Trauma and Dreams*, Harvard University Press, London, 2001.

(35) 浅野智彦『自己への物語論的接近——家族療法から社会学へ』勁草書房、二〇〇一年。

(36) S・フロイト「快感原則の彼岸」井村恒郎・小此木啓吾他訳、『フロイト著作集6』人文書院、一九七〇年。

(37) 伊藤良子『心理治療と転移——発話者としての〈私〉の生成の場』誠信書房、二〇〇一年。

(38) C・G・ユング『タイプ論』林道義訳、みすず書房、一九八七年、五一一頁。

(39) Bion, W. R., *Transformations*, Karnac Books, London, 1965.

(40) ユングの「超越機能」をビオンの「容器」や「夢想」という視点からとらえる試みとしては、次の文献を参照。Bovensiepen, B., Symbolic Attitude and Reverie : Problems of Symbolization in Children and Adolescents, *Journal of Analytical Psychology*, 2002, 47, pp. 241-257.

(41) ウィルフレッド・R・ビオン『メラニー・クライン・トゥデイ3 記憶と欲望についての覚書』(E・B・スピリウス編)松木邦裕監訳、岩崎学術出版社、二〇〇〇年、二一一-二一七頁。

(42) T・H・オグデン『こころのマトリックス——対象関係論との対話』狩野力八郎・藤山直樹訳、岩崎学術出版社、一九九六年。

(43) L・グリンベルグ、D・ソール、E・T・ビアンチェディ『ビオン入門』高橋哲郎訳、岩崎学術出版社、一九八二年、一二〇-一二一頁。
(44) フランク・W・パトナム『解離――若年期における病理と治療』中井久夫訳、みすず書房、二〇〇一年、三七三頁。
(45) Ogden, T., *Conversation at the Frontier of Dreaming*, Jason Aronson, London, 2001.
(46) D・W・ウィニコット『遊ぶことと現実』橋本雅雄訳、岩崎学術出版社、一九七九年。

# 他者のトラウマ、他者の言語

港　道　隆

二〇〇一年九月十一日、あの事件は起こった。従来の自爆テロを超えて、ハイジャックした旅客機の乗員・乗客を道連れにＷＴＣビルに突入するという、規模においても方法においても未曾有の行為である。深く癒しがたいトラウマが残った。その効果は今日、トラウマと主体の主体性とのせめぎ合いとなって表面化している。最も基本的なレヴェルで、出来事とその効果を理解するよう試みてみよう。

ターゲットはアメリカ合衆国だと考えられている。その通りである。圧倒的な経済力と軍事力をもって世界を席捲し、グローバリゼーションの流れを自らの利害と論理で律しようとするアメリカである。そこには、絶望的な中東の状況を放置し、イスラエルとの深い繋がりの中でイスラエルの動きを許しているかに見える現政権のあり方が含まれる。ところが、犠牲者にはアメリカ人ばかりでなく、多くの国の人々が含まれている。トラウマの広がりはしたがって、アメリカ合衆国の国境内には収まらない。しかし、奇妙なことに、アメリカでの「喪の労働」は、星条旗を掲げたアメリカ・ナショナリズム一色に塗られ、報復軍事行動の準備を支えている。入口と出口のアメリカの間で、他の国の犠牲者はどこに行ったのか？

トラウマの深さと広がりゆえに、アメリカによる「アンチ・テロリズムの闘い」の呼びかけには多数の国が協力を表明した。ところが、大統領ブッシュは報復行動を「戦争」と呼んだ。だが、戦争とは、主権をもった国家（群）間での戦闘行為と定義されてきた。とすれば今日、「戦争」とは何なのかが改めて問われていることになるだろう。いずれにせよ、主体としての国民国家はそれぞれ、まさに「主体的に」テロリズムとの闘い方を決定した。ここには、少なくとも二つの異質な論理が働いていることに注意する必要がある。テロリズムを国際法レヴェルの「犯罪」と見る見方と、特定の国民国家をターゲットにした布告なしの戦争行動と見る見方である（ただし、国際法レヴェルでテロリズムとは何かという定義はこれからである）。それに応じて、アンチ・テロリズムの行動も、一方では逮捕と裁きを目指しながら広くテロリズムを生む状況を根本的に改善することと、他方では報復攻撃をすることとに分かれる。アメリカの見解はこの二つの混同からなっている。演説の一つでの大統領による「罰する」（punish）という語の用法は、まさに二つの混在の効果だと言ってよい。

二つの論理のずれは、とりわけ日本の対応の奇妙さを浮かび上がらせた。現政権と行政当局は、アメリカ追随ではなく主体的に道を選択するのだという。しかしながら、自衛隊の派遣こそが、日本が国際社会で（その延がりを銘記すべきである）主体として承認されるために必要な選択だと主張するなら、しかもそれが湾岸戦争の失敗なるもののトラウマを癒すためだとすれば、その選択によって日本国家は、テロリズムとその犠牲者を政治的に利用することになるだろう。彼（女）らの死傷とトラウマはどこに行ってしまったのか？　あたかも、そのギャップを埋めるかのように、例えば東京都知事のように、「被害者の中には日本人もいるのだから、日本国家も攻撃を受けたのであって、だから『後方支援』も超えた『主体的な』行動に出るべきだ」という議論がある。だが、テロリズムのターゲットは日本という国民国家ではない。事実を歪曲するこの種の議論もまた、主体の主体性を肯定するために、主体ではない犠牲者を利用することになるのである。それに対して、自衛隊の派遣はアメリカへの危険な追随であり、日本の「主体性」を欠くとする点では右の主張を共有しながらも、外交をはじめとした平和的活動こそ日本が主体としてなすべきことだとする議論もある。まさに憲法第九条を理念とすればこそ、国際社会に日本が果たすべき役割も数多くあるのだ。

ここで私が注目したいのは、ほぼ出揃った観のある選択肢の問いではなく、国際社会の主体としての国民国家とトラウマのレヴェルのずれである。国家と個人のずれではない。近代国民国家の論理においては、国家と個人は「われわれ国民」という同一化のプロセスを媒介にして連繫し、双方ともに二つのレヴェルでの主体だとみなされる。だから、多くの国の人々を犠牲にしたWTCへの攻撃は「われわれ」アメリカへの攻撃だ、という論理が働く。もちろん、マスコミを介してわれわれが抱く印象ほどには、それを前提にしても軍事行動に対して異なる意見がないわけではない。日本でも、国家が選択すべき道を、「われわれ」の一員として〈私〉が議論する場面がある。しかし、「何人」であれ、同じ個人が国民という主体を超えた連帯を形成し、軍事行動に反対することも、NGOとして国民国家の「われわれ」主体とは別の行動をすることもある。こうして、トラウマの広がりも、個としての〈私〉の行動も、「われわれ」主体とはずれをもっており、それが日々の生活を形作っている。

しかし、問題はさらに複雑である。国民国家の主体を外れる次元をも、ヨーロッパ近代の発想は〈私〉主体として回収するからだ。右に指摘したずれは、〈私〉主体によって再び糊塗されるであろう。それゆえ、そのずれを考え抜こうとすれば、主体概念そのものの再検討を必要とする。以下はその試みの一端である。

西洋近代哲学において主体という概念は、客体を認識する者という意味でも、自らの社会的行為に対して責任を取りうる者という意味でも、理性と能動性、自由と(自己)意識によって定義されてきた。自分の行為を自ら選択するためには私は自由でなくてはならず、自由から出発するその選択は、感情や欲望に引き摺られることなく、自らが理性に従って責任をもって下すという意味で受動的なものであってはならず、何を選択するかを意識し、自分がどういう状況にあるのかを意識していなくてはならない。こうした発想は、ヨーロッパ哲学においては、十七世紀のデカルトに始まり、十八世紀のカントからドイツ観念論と呼ばれる思想によって発展してきたと言われている。いかにヨーロッパの伝統とは無縁だと力説しようと、今日のわれわれの社会も、法的、政治経済的なレヴェルからして主体の伝統と無縁ではない。ところが、そうした発想は、十九世紀半ばからマルクス、ニーチェ、フロイトといった人々によって根本的に疑問視され、二十一世紀の今日にいたっている。マルクスは、われわれの考え方や価値評価のしかた、さらには個々の局面においてわれわれがどのような行為を選択するかにいたるまで、経済構造を基盤にした社会全体の利害関係によって決定されていると考えた。われわれの思考と行為が自由に、能動的に、意識的になされているというのは思い込みに過ぎないことを暴露したのである。ニーチェは、われわれの社会的な在り方は、一定の生命の衝動の在り方に過ぎないのであって、自由や意識とは極めて表層的な現象に過ぎず、とりわけ近代社会は、本当の意味での能動性を欠いた「弱者」の社会なのだと言い切った。最後にフロイトは、個々人の生活における「無意識」の働きを理論化することによって意識の権威を決定的に失墜させた。もちろん、「無意識の発見」にはフロイトに先立つ歴史があり、エレンベルガーの同名の本は、その経緯を辿ってみせている優れた業績である。詳しい経緯はここでは措くが、注目すべきはむしろ、自由な主体から出発する発想は、一方では、資本主義の発達とも相俟って、理性で支配しうると思われていた欲望の噴出を招き、その一方では、極めて合理的な官僚支配と、その極限状態としてのナチスによるユダヤ人の大量虐殺にまで通じていったことである。以下にまず取り上げる哲学者エマニュエル・レヴィナスは、ナチス支配下のヨーロッパを生きたユダヤ人であり、その悲惨から物事を根本的に考え直そうとした人である。彼は、西洋哲学の中で、西洋哲学の主体の前提を根底的に考え直し、今までとは全く違った形で主体の主体性を定義しようとした。そのために彼は、今日まさに問題になっている「トラウマ」という言葉を適用するのである。しかし、レヴィナスの偉大な挑戦にもかかわらず、西洋の近代哲学を導いてきた主体の概念は、トラウマを問う時、依然として有効だろうか？　これが本稿を貫く唯一の問いである。

# 一　主体の主体性としてのトラウマ

社会は複数の自由な主体によって構成されている。その社会に生活する限り、われわれは法律に定められた一定の責任と義務とを受け入れており、「何でもありの自由」を享受しているわけではない。それでもなお、法に背かない場合でも、他者と私との間に二つの自由の衝突がありうる。それは通常、それぞれの社会を法とは別の形で律している倫理規則がコントロールすると考えられている。法と倫理、それこそが欲望をコントロールする理性の仕事である。この近代の自由な主体の自己主張は伝統的な倫理を次々に打ち壊してきた。あらゆる場面での支配と服従の問題、差別の問題がそうである。これからも当然、その方向は積極的に肯定されるべきである。

ところが、私が法と倫理的規則を遵守しつつ行動したとしても、他者が私の自由を理不尽に、暴力をもって侵犯し否定してくることがある。その時、私には暴力に訴えて他者に立ち向かう権利がある。「正当防衛」の概念はここに由来する。私と他者とは、理性を前提にした自由な対等の存在であり、私の自由は他者との関係の条件である以上、確かにそれも肯定されるべきであろう。それでもなお、自由が暴力を否定し切ることがないのは事実である。

けれども、レヴィナスが主張するように、そこには確かに問題がある。それは、理性的で能動的な、自由な意識による主体の定義が他者を二次的なものにしてしまうところにある。古典的な主体の発想は、自由な私の意識に他者がどのように現れ、私の前に現れる他者の見え姿から——性差別を問う時「見え姿」は無垢な表現ではない——他者が私と同じ自由な存在であり、私と対等の関係を結ぶものである他者（alter ego）はいかにして可能になるのかという問題の立て方をする。ここから様々な論理的な困難が出現するが、なかでも大きな問題は、他者が私と対等の存在であり、私と他者が相互に理解し合えるのは、私が他者を対等な存在だと理解し、そうみなすからだという点にある。日常的にしばしば経験される、相手に対する誤解がこうした考え方を支持するように見える。だが、もしそうなら、他者の在り方は私の理解に依存することになる。対等な相互理解の関係が、対等だという私の理解に依存する。すなわち、他者との関係が存在に比べて二次的なものになるのである。そして、他者とのあらゆる関係は、私の理解を前提し、したがって私の存在がなくなれば不可能になるのだから、どんな場合にも私の存在は第一に守らなければならない。この「自己保存」の原理こそ、『全体性と無限』[1]にいたるレヴィナスの思惟の努力が問い直そうとしたものである。以下の私の議論は、主にこの著作を前提にしている。

自らの自由な存在を保存するという原理から出発する限り、自分の自由を否定してくる他者の自由には、暴力をもって立ち向かってよい。「正当防衛」である。確かにそれは肯定されるべきであろう。しかし、こうした発想の中では、何かが忘れられているのではないか？　二つの、あるいはそれ以上の自由が出会う時、原理的には、複数の自由は常に衝突しうる。言い換えれば、それぞれの自由は相手の自由を否定する関係にあるのではないか？　とすれば、自由は暴力を否定し切ることができない。では暴力を否定する原理はどこにあるのか？

暴力とは何かを見るために典型的な例を取り上げよう。絶対的に弱い立場にいる他者と私との出会いである。川で溺れている人が助けを求めている。助けを聴いた私は、飛び込んで助けようとするだろう。ところが私は泳げない。自由な主体としての私は、周囲に効果的な道具がない場合、助けるか否かを、自分が泳げないという状況から出発して理性的に計算して選択するだろう。その結果は、生命の危険を冒して敢えて飛び込むか、あるいは躊躇して誰かを呼びに行くか、極限的にはこの二つである。誰かを呼びに行ったケースを考える。結果は、相手が亡くなるか、首尾よく相手が助かるかである。亡くなった場合、私は、自分が集めてきた人々に対しても自分に対しても、「自分のできることは精一杯やった」と弁明するだろう。周りの人々も同じように慰めてくれるかもしれない。しかしそれで、私は安らかに立ち去れるだろうか？　必ずや私には悔いが残るであろう。なぜか？　相手を死ぬがままに任せたのは私だからだ。相手の呼びかけに十分に応えられなかったからである。

首尾よく助かった場合はどうか？　私には何の負い目も残らないだろうか？　「間に合ってよかった」と私は思うだろうが、相手の呼びかけに十分に応えられなかった事実は残る。私が「間に合わないかもしれない」と意識しながら相手を待たせてしまったことに、やはり瀕死の他者に対する負い目が残るはずである。なぜか？　瀕死の他者を前にして、まず私は、その人が善人なのか悪人なのか、なぜ瀕死の状態になったのか、それは誰の責任なのか、救うべき人なのか否か、そうした理性的な思考や利害の計算を超えて、とにかく何とか状況を打開しなくてはとの思いに駆られるであろう。そこには有無を言わせぬ緊急性がある。救助が成功したにもかかわらず後ろめたさが残るのは、私が理性的な計算をしたからだ。思考や計算が相手を待たせて状況を悪化させたからである。自分が泳げないがゆえに、せざるをえなかった理性的な計算の時間が、まだ相手を救える猶予の範囲内だったから私が救われたのだが、間に合わなければ、理性的に計算と判断をしたことそのこと、あるいは自分がそこにいながらなす術がなかったことそのことが後悔を引き起こすはずである。こうした事態は、肉親だけではなく、あらゆる立場の人々によって、あの大震災の場で実際に経験されたことであった。

一般にこうした場合、私は他者にいかなる暴力も行使していないと考えられる。確かに。レヴィナスはしかし、他者の呼びかけにストレートに応えなかったことは、私が出会った他者に対して十分に責任を果たさなかったことだと考える。責任（responsabilité）からなされる行為とは、他者の呼びかけに応えること（réponse）である。とすれば、十分に応えられなかったことは、十分に責任を果たせなかったことと同義である。つまり、他者の呼びかけを聴いた時に、私の内には、他者に対する責任が発生してしまっており、呼びかけに応えられなかった時の呼びかけに負い目が発生する。それは、他者に対して、消極的であれ、結果的には暴力を働いたことに等しい。今の例では、瀕死の他者に即座に応えず、待たせ、「死ぬがままにさせた」あるいは「死ぬがままにさせそうになった」ことが、積極的に暴力を行使したことと原理的に区別がつかないのだ。だからこそ、いずれの場合にも負い目が残るのである。

では、相手の呼びかけに即座に応えて、私が飛び込んだと仮定しよう。それで首尾よく救出できた場合はよい。とところが、私が川に飛び込んだにもかかわらず、その人が私の目の前で亡くなったとしよう。私には他には何もできなかった。できることはすべてやった。私に落ち度はない。誰も私の責任だとは言わない。しかし、もっと他に何かできなかったのか？　自分はどうすればよかったというのか？　社会的には、したがって理性的には責められることが何もなくとも、私の内には、その人に対する割り切れない思いが残るであろう。それはまたも、私が他者からの呼びかけに十分に応えられなかったことに由来する。そうした割り切れなさは、まさに理性的な計算では割り切れない。それは自由な主体から出発し、状況を理性的に計算して判断するという立場からは手に負えない。なぜなら、他者の死という出来事の起源に私が関与していない以上、私には責任がない、理性はこの原則を踏みはずすことがないからである。

レヴィナスによれば、この場合、私は他者への責任は果たしたことになる。したがって、結果的にであれ、相手に暴力を加えたことにはならない。にもかかわらず、私は十分に責任を果たしていないのである。負い目の由来である。レヴィナスの思想の核心は、他者とのあらゆる出会いを、このような対等ではない、極限的なモデルから考えるところにある。

消極的で結果的な意味でも、暴力を阻止する可能性を倫理的責任と呼ぶならば、倫理は、ヨーロッパ近代を導いてきた主体を定義し直すことを迫ってくる。倫理とは、倫理的な責任とは、何が善で何が悪かを判断する社会的な基準ではなく、他者との個々の出会いの中で、そのつど出会う他者に対して、私の内に発生するものである。それは理性とは矛盾しないが、自由を保証する理性とは別の次元にある他者に対する感受性に求めるべきものだ。その意味での倫理の主体の主体性を、他者への責任ある主体の主体性を定義するのは、私の自由を超えたところからやってくる他者との関係であろう。「トラウマ」という用語がわれわれを待っている。

レヴィナスによれば、私が出会う他者はそのつど、私の理解には還元できない次元をもっている。少なくとも理由は二つある。他者が私と同じように自由で、その自由を私が決して支配しえないからでも、他者が理性的な存在だからでもない。第一に、そして何よりも、端的に他者が苦しみ、死んでいく存在だからである。私には最終的に、他者が死にゆくことをどうすることもできない。束の間、命を救うことができるとしても、その人から死を取り除くことは遂にできない。第二に、われわれは、他者から呼びかけられることを自由に選択しえない。どれほど自由であろうと、例えば電話がかかってくるか否かを、私の好みによってコントロールすることはできない。すなわち、他者からの「呼びかけ」はわれわれの自由の外からやってきて、われわれの自由を否定するわけではないが、われわれの自由が、自由に応えるのか否かという問いを突きつけるのだ。

「呼びかけ」を始めとして、命令や質問といった言葉の出来事は、イギリスのJ・L・オースティン以来「スピーチ・アクト」として研究されてきた。それは、例えば「窓を開けろ」のような言葉が発せられるや、言葉を受け取った人は窓を開けるか開けないかの二者択一の状況に追い込まれ、私には選択の自由が残されるとはいえ、その状況そのものは、私の自由が作り出すことができないということが分かってきたのだ。他者の私に対する呼びかけは、私の自由の範囲内にはないのである。ここに、レヴィナスのように、われわれの主体性を能動的な自由ではなく、自由を否定せずに、他者の私に対する呼びかけから考え直そうという思想が可能になるのである。

誰もが知っている「一期一会」という言葉のように、われわれの出会いにはもう一度が保証されていない。明日もあると思って別れても「明日」はないかもしれない。その状況においてレヴィナスは、自己と他者との関係を、一般にイメージされているような対等な関係だとは考えない。倫理の極限的な可能性として、私と他者との二人の出会いに話を限定しよう。そして二人の関係は、最終的には暴力か、暴力を阻止しうる倫理か、この二者択一に極まる。愛情が介在する場合には、話をもう少し複雑にする必要があるが、暴力を阻止する倫理なるものを考えるには、むしろ見知らぬ人どうしの出会いを考えた方がよい。いくつ例を想定しても想定し切れないが、三つのパターンが少なくとも考えられる。第一に、相手が悲惨な状況にあり、私がそれを助ける立場にある場合。それは既に言及した。私の応えの遅れが、結果的には暴力になるのであった。第二は、他者と私が平和的に対等な形で受け入れ合う場合、第三は、他者が私を暴力によって傷つける場合である。

この第二、第三のケースで対等の関係とは、「平和には平和を」「暴力には暴力を」と定式化しうる。これは自由な主体どうしの「正当防衛」の論理である。常識的にはそれでよい。レヴィナスはしかし、どんな出会いも、他者が私に関係を求めてくる限り、原理的に、瀕死の状態で私に身を預けてくる場合と変わらないと考える。とすれば、人間関係の基本は、「平和にはさらなる平和を」（第二のケース）、「他者の暴力にも平和を」（第三のケース）という根本的に非対称な関係になる。

「平和にはさらなる平和を」、第二のケースである。相手が良い人で、私には何も要求せず、平和に別れたとしても、明日の出会いは約束されていない。相手が急に死んでしまったら、私は何の理由もなく傷つくであろう。出会った他者の死は私の外傷になる、トラウマになるのだ。だからこそ、フロイトの言う「喪の労働」（Trauerarbeit）が必要になる。他者は口に出さずとも、私に何かを求めていたのではないのか？　私にはあれ以上できることは何かなかったのか？　答えはない。ここで「トラウマ」と言う時、それは一般の「被害者」の外傷とは方向が異なることに注意すべきだ。例えば「帰ると言った時に、もう少し引き留めておけばよかった」を始めとして、私はその死に、何らかの責任があると感じることがありうる。この「ありうる」は「感じ方は人それぞれだ」を意味しない。ありうるとしたら、それは何時でも、どこでも誰にでもありうる。そして、この感じるを理性でコントロールすることはできない。

他者の死において感じることは、すべての別れにおいて感じ取りうる――「一期一会」。出会いはしたがって、漠然としていても、別れた後の他者の運命に対する不安を私に残す。他者が亡くなる以前に、他者との出会いは既に、他者が実際に私に求める／求めない事柄以上に、その人に対して、私が納得する以上の何かをなすようにとの呼びかけを含んでいる。それは私の内部から、自分の死の不安に由来する思い違いではないであろう。他者との出会いは、私にトラウマを残すのである。個人的な関係の近さ／遠さによって確かに程度は異なる。しかし、遠い人々の死を例えばテレビで見て、何らかの形で他者の死を悲しみうるとしたら、それは他者の死が私に外傷を残しうるからであり、私の感受性が傷つきやすいからである。レヴィナスはそれを「可傷性」(vulnérabilité)と名づけている。

平和にはさらなる平和を。平和な関係の中で、相手が私に実際には何も要求しなくとも、相手が意識しているか否かにかかわらず、他者はさらなる平和をもっと長くと私に呼びかけていたのではないか？　少しでも、実際にこうした疑問が湧いた場合、それを確かめてみればよいと思われるかもしれない。しかし、相手にインタヴューしたところで、私の周囲の人が「思い過ごしだ」と助言したところで、その疑問を打ち消す根拠にはならない。他者から届いた呼びかけは否応なしに、私にその他者に応える、際限なく応える方向性を、つまり倫理的責任を植えつけてしまうのである。

こうした疑問が私に湧くことそのことは、あらゆる形で解釈しうる。被愛妄想だ、自分が傷つきたくないことの裏返しだ、自分を受け入れてくれる相手に甘えているだけだ、等々。他者の死さえ、日本語の「被害受け身」の用法に従って「他者に死なれた」と表現して、自分が被害者だと解釈することだってできる。分析をすることも可能であろう。しかし、何と解釈するにせよ、他者が私の理解を超えて死にゆく存在である以上、別れが私の意味理解を超えた出来事という未来へと開いている以上、そして他者に対して私ができることが限られている以上、他者との出会いから沸き上がる他者への思いは、自由な理性的な判断をする私の中からは導き出せない。私は他者のために生きているのか、それとも自分のために他者を手段にしているのか？　その答えはない。他者への「気遣い」は、自由な私が好むと好まざるとにかかわらず、他者の方からやってくるのである。

「暴力にも平和を」、第三のケースである。他者が私を暴力によって傷つけ、自分が効果的に防衛できなかった時、私には外傷が残るであろう。しかし、自分が「効果的に防衛しえた」時にはどうなるのか？　私の防衛が他者にどんな効果を及ぼすのかはあらかじめ特定できない。確かに、自分が傷つけられそうになったから私は応戦した。応戦によって相手を傷つけたかもしれない。しかし、相手の攻撃と私の防衛とを客観的に比較して測定する基準はない。自他の間の相互暴力関係は、どちらが勝とうと引き分けに終わろうと、やはり私に傷を残す。それは、暴力を蒙ったことの外傷であると同時に、暴力を働いたことが残した傷でもあるだろう。私が偶然のうちにも他者に及ぼした暴力は、私の内に傷を残すのである。悪意がなかったとしても。また、その相手に第三者が及ぼした暴力も。私が、暴力的な他者と自分との間に平和を求めるなら、私の方からしか可能ではない。もし正当防衛の暴力の応酬を阻止することができるとすれば、それは唯一私からでしかない。暴力を阻止する倫理を他者に求めることはできない。他者は私との出会いにおいて、その本人が私に何も望まないにしても、あるいは私に一方的に、理不尽な恨みを暴力的に向けてくるとしても他者は、常に私に平和を、もっと平和を求めているのである。

では、具体的に他者にどう応えればいいのか？　どうすれば平和は実現しうるのか？　他者の言うなりになればいいのか？　他者の暴力に対して、それを超える非暴力を。そのために私が傷つき、私が死んだらどうしてくれるのか！　何と非現実的な！　その通りである。絶対非暴力は、暴力の連鎖を阻止する唯一の道かもしれない。いや、具体的な場面では、現実的に絶対非暴力はむしろ、他者の絶対暴力を受け入れる絶対的な服従と同じものになる。絶対の平和は絶対の暴力と見分けがつかなくなる。レヴィナスはしかし、具体的に「絶対非暴力でなくてはならない」などとわれわれに命じているわけではない。レヴィナスにとって、他者に対する責任とは、原理的に十分には果たせないことだからだ。私の生命に限りがある以上、無限に責任を果たすことはできない。しかも、私が生きている限り、数多くの他者に私は出会う。無限は果てしなく大きくなる。にもかかわらず、レヴィナスが問い続けるのは、暴力の連鎖を阻止することは、倫理的主体としての私を自由と理性と能動性によって定義することによっては不可能だということだ。他者が死すべき者である限り、出会う相手が私に暴力を振るおうが、平和的に関係を維持しようが、他者との関係は私に常に傷を残している。私の感受性とはそれほどまでに傷つきやすいものであり、だからこそ理性には回収しえない傷つきやすいこの感受性によって、倫理的主体を定義しなくてはならない。他者から蒙る暴力に傷つく、それは当然だ。だが、われわれの感受性は、他者がどこからか蒙る暴力と悲惨によっても傷つく。他者が他者である限り、私は傷つかないことは決してない。この事態をレヴィナスは、主体を定義する主体性としての「トラウマ」と呼ぶ。

この「トラウマ」から出発してこそ、われわれは暴力を阻止する希望を抱くことができるのである。

私はぼろぼろに傷ついては生きてはいけない。だからこそ、小さな傷は忘れ理性的な正義を求める。それは当然だ。レヴィナスもまたその事情を、後の大著『存在するとは別様に』(2)において次のように定式化している。個別に出会う他者に対する私の責任は無限である。その他者がたとえ迫害者であっても。他者の過ちにまで私は責任があるのだ。それはしかし、自他の二者関係に限られる。もう一人の他者が私に関わってきた時には、その他者への責任も無限である。とすれば、二人の他者に対する無限の責任は矛盾を生むことになるだろう。それは、二人の他者が対立した時に、最も明確に表面化するであろう。私には今や、二人を仲裁し二人の関係を判断する基準が必要になる。計算することが求められる。否応なしに理性への要請が生まれるのだ。そこにこそ法の、良心でもある意識の、伝統的な主体性の起源がある。レヴィナスはそれを「正義」と呼ぶ。それは、私の自己保存と社会の自己保存との両方の要求が支配する世界である。その限りではしたがって、非暴力は理性の要求でもある。確かに。しかし、理性とは全く異なるレヴェルにあって、他者への倫理的責任を促す感受性の「トラウマ」を忘れた時から、他者への責任の無限性と、責任を果たす私の生命の有限性との非対称性を忘れた時から、理性は「正当防衛」の歯止めを失う。非暴力への願いは、他者との出会いの中で常に他者からやってくるのである。

## 二　さらなる他者へ

われわれは日常生活において、常に法と理性的倫理が支配し、かつそれを求める世界に生きている。レヴィナスはその底に、他者を迎え入れざるをえない前‐自己意識的な感受性のトラウマを発掘したと言ってよい。しかし、なぜ彼は、他者への無限の責任を負わされてしまう私を、依然として主体と呼ぶのか？　トラウマの問いはむしろ、主体概念そのものをも疑問視させるのではないか？

レヴィナスが主体の概念の刷新にこだわる条件がいくつかある。第一に、彼は自らの思想を「他者のヒューマニズム」(humanisme de l'autre) と呼ぶ。詳細な検討は省くが、図式的には、西洋哲学の伝統は「自己のヒューマニズム」だと言うことができる。ヒューマニズムとは、哲学的には「人間中心主義」のことであり、その基礎の上にいわゆる「人道主義」の発想が可能になる。ここでも詳細は省かざるをえないが、「神は自らの姿に似せて人間を創った」という聖書に則っている限り、人間と、動物を始めとするそれ以外の存在者との間の差異は決定的なものになる。その「人間」の「自己」を「人類」として普遍化するのがキリスト教であるとすれば、「他者」に対する倫理を強調するのがユダヤ教であろう（ただしこのような極めて粗雑な類型論は常に、微細な再検討を必要としている。さもなくば、「他者」に対する無責任に陥るであろう）。レヴィナスは明確に、自分の思想に「ユダヤ教」の署名をすることによって、「他者のヒューマニズム」に踏み止まろうとするのである。注目すべきは、レヴィナスが動物を殺すことを「暴力」と認めない点にある。『全体性と無限』によれば、「暴力」は「顔」をもった人間にしか適用できない語である。「事物の破壊も、狩りも、生物の絶滅も、世界に属さない〔人間の〕顔を狙ってはいない。それらは依然として労働に属しており、目的をもち、欲求に応えるのである」[3]。生物の「絶滅」も、人間の労働の一過程であり、そこに人間である他者に対する暴力も、したがって責任も語ることはできない。しかし、私において暴力と責任が問われる他者とは、人間以外の存在者ではないという根拠はあるのか？　持ち主の見つからない「元ペット」まで保健所のガス室で「処分する」社会が、「人間」を同じように「処分する」ことがないなどと言いうるだろうか？

第二に、レヴィナスが、トラウマによって定義される倫理的な主体の主体性から女性性を排除することにある（この点については、私の別の論文を参照願いたい[4]）。第三に、自ら発掘した他者への責任という問題系をユダヤ教へと回収することにある。事実上は「三者」以上の関係の中でわれわれが生活している限り、私への呼びかけは無数に届いている。だからといって、既に見たように、一人の私が何でもできるわけではない。最低私ができることは、一方では理性に訴えて「正義」を要求することであり、他方では、無数の他者に対する無限の責任の重みに、トラウマに、それを他人に転嫁せずに耐えることだ。こうして私は、他者から選ばれた一者になる。私の倫理的アイデンティティは、自己意識の自己同一性からではなく、それ以前に他者からの指名から生じるのだ。この「選ばれた」という発想をもってレヴィナスは、他者への責任の思想にユダヤ教の署名をし、分割不可能な一者としての私（および「われわれ」）を主体と呼ぶ。この場合、私に関わってくる他者は主体ではない。いわゆる間主体性と呼ばれるものは、法と理性に根拠を置く「三者関係」においてはじめて成立するものなのである。しかし、人間主義、女性性の排除、ユダヤ教への回収を問い直したらどうなるのか？　これが以下の問いである。

レヴィナスの議論の正当性をまるごと認めながらジャック・デリダは、レヴィナスとの微細な差異から、大幅に異なる方向性をもった思想を展開する。以下では、デリダの議論を導きの糸として、主体概念の限界を考えていこう。ただし、ここでの問題系から始めて詳細な議論を積み重ねようとすれば、デリダが展開するあらゆる問題系へと連なっていくであろう。したがって、ここでは次の二点に限って、簡単な指摘で満足せざるを得ない。

レヴィナスにおいて、他者への責任の二重化として現れた「三者関係」はわれわれの日常の常態であるが、それをデリダは「すべての他者はまったく異なる」（Tout autre est tout autre）と表示する。何よりも注目すべきは、デリダが他者を人間に限定しないことである。それは動物でもありうるし、破壊されていく「自然」の悲鳴を聞き届けることだってありえよう。他者はさらに亡霊でもありうる。声なく死んでいった無数の死者たちの霊[5]（例えば今日の靖国神社問題を考えよう）、人間であるか否かを問われずに堕胎された胎児たち、人工受精の過程で捨てられる受精卵、これから生まれてくる他者たち……。死者たちの霊に「正義」をもたらしうるとしたら、それは何よりも政治的に利用しないことから始まるのでなければならない。一般に、他者が私とは「まったく異なる」のであり、他者たちの間でも「まったく異なる」のであれば、他者の「誰」や「何」をあらかじめ選定し、選別しておくことはできない。それは、ニーチェ的な「超人」であるかもしれないのだ[6]。したがって、デリダのいう他者を、人間に限定することはできないし、さらには神に収斂させることもできない。キリスト教やユダヤ教を超えて、他者たちは私に、われわれに「正義」を求めてくる。それに応えることが責任である。このことがもたらす思想的、かつ政治的な効果は巨大である。

したがって「正義」である。デリダはしかし、レヴィナスのように「正義」を法と理性の場に限定しない。もちろん、法も理性も必要ではあるだろう。だが、他者の呼びかけに「正義」をもたらすためには、既成の法を変える必要が生じることがある。それはしばしば、法の場である法廷において問題になることだ。その意味では、「正義」は法の次元を常に超え出るのだ。とすれば、「正義」は、そのつどの他者の呼びかけに応じて発明しなくてはならない。積極的に発明する、あるいは逆に判例に従って責任を回避するという形で、それは実際の裁判において、政治において、教育現場において日々起こっていることであり、もちろんそれは、狭い意味での「法的」な場には限定できない。そして発明しなくてはならない以上、「正義」に十分や完成という事態はありえないのである。本書の参加者の多くが専門的に実践している心理臨床とは、まさにそうした場であるだろう。

　レヴィナスにおいても指摘されていたように、他者の呼びかけは理性的な計算を許さぬ緊急性を帯びているのであった。他者の呼びかけに応えて、「正義」をもたらすべく、即座に私は何ごとかを判断し、決定し、実行に移さなければならない。その決定は、プログラムに従って自由に計算し、規則を適用し、自らの法的権利を考慮し、自己責任の範囲を把握する、自己を意識した古典的な主体によっては下されえない。自己決定するまで待たせることそのことが暴力になるからだ。とすれば、下さなくてはならない決定とは、理性的根拠なき決定であり、その限りで決定不可能なものの決定だと言わなくてはならない（最初は抵抗の権利のための概念であった「自己決定権」が今日、「主体」の欲望を正当化する原理になっていることは、多くの人々が論じている。右に言及した「靖国神社公式参拝」問題もまた、「われわれ」主体の自己決定に回収しうるのか否かを、他者の呼びかけから考える必要がある）。(7)

## 三　他者の言語

レヴィナス的な主体とは、他者への責任を受け止める分割不可能な一点としての私であった。私が望むか否かにかかわらず、人間である他者が私を選ぶのだ。他者の悲惨に傷つくトラウマこそが、レヴィナスにおいては主体の主体性をなすのであった。しかし、他者が人間に収まらず、存在論的に規定しえないとするなら、デリダのいう他者経験とはどのような水準で起こるのか？　他者経験をするのはトラウマを受けるのは「私」と名のる主体なのか？　むしろ、他者経験は、そのトラウマは、レヴィナス的意味での主体をも突き抜けるのではないか？

デリダのいう他者経験は、レヴィナスのそれと同じように、まずは日々の他人との出会いである。そして、特定の宗教においては、神の経験でもありうるだろう。それを否定する必要はない。それとは別に、しかしそれと根本的に関連するものとして言語の、とりわけ母語の経験を考えてみよう。最近、日本語に翻訳された『他者の単一言語使用』というテクストでデリダは、その問題系を展開している(8)。

植民地主義の言語の強要、その暴力は歴史上、様々な形で実際に行使されてきた。例えば、フランス革命以後の、今日のフランス国内における少数言語の徹底した弾圧とフランス語化政策（を始めとする国民国家における国家語の強制的な教育）、植民地におけるフランス語教育、最近では、大東亜共栄圏における日本語教育、姓の改名、一見強要を伴わなくともエリート化のための言語選定、政治体制の転覆による地名の改名等々、枚挙したら切りがない。土着の母語に対する文化＝政治的暴力に抵抗線を張る時には、多くの場合、母語を、人為的で政治的な「父の言語」に自然的なものとして対置する。そうした抵抗のしかたを私は否定しない。「正義」は、そのつどのコンテクストでしか発明しえないからだ。問題はしかしそこにはない。問うべきはむしろ、「母語」が既に「父の言語」に、時の権力の言語に汚染されていないかどうかである。言語をめぐって、母／父、自然／人工といった二項対立そのものを問い直す必要があるのではないか？

　右のテクストでデリダは、自分の特異な自伝的体験と、一般的な問いとを絡ませて議論を運んで行く。デリダは、独立前のアルジェリアに生まれた「フランス-マグレブ人」かつユダヤ人である。彼のケースは、フランス生まれのフランス人とも、スイスやカナダ、ベルギーや中央アフリカ諸国のフランス語使用者とも、またフランス市民ではないフランス語使用者のマグレブ人とも異なる。問題は、言語、文化、国籍、市民権、帰属の様態などとの関係におけるアイデンティティである。市民権に限れば、一八七〇年にアルジェリアのユダヤ人に与えられた市民権は、ドイツ「占領下」で、ただし占領軍によってではなく、フランスのヴィシー政府によって剝奪され、後に与え直されることになる（国籍の強制と剝奪、それは今日なお、「われわれの」社会でも問題になり続けている）。デリダは、言語・文化的にフランス化され、さらにはラテン化された、固有の（といわれる）文化の記憶も薄れたユダヤ人共同体に生まれ育った。身近で話されているアラビア語やベルベル語とも、ヘブライ語とも疎遠なまま、彼の第一の、かつ唯一の言語は見知らぬフランス「本国」のフランス語であった。この経験は何を考えるべく与えてくるのか？　それは、母語であるフランス語が、デリダにとっては他者の言語であったし、今もそうであり続けていることだ。少なくとも彼にとっては、母語なるものは自然言語とは呼びがたいものだということである。彼が望んだわけではないこの経験、身をもった実験ともいいうるこの特異な体験は、彼の特異性に限定されるのか？　それとも、いたるところで起こっている事態なのか？

　デリダが自分の特異な経験を持ち出すのは、特定の歴史的な経験をした特異な「文化」が、「フランス文化」と呼ばれるものが、範例的な普遍性をもっており、「私こそ普遍だ」と主張するためではない。彼の特異な経験がたとえある種の「普遍性」をもつのだとしても、それは特殊なケースを包摂する概念的な普遍なのではない。いたるところにある、そのつど特異なケースの構造を取り出すことが問題である。

デリダは言う。「私は一つの言語しか話さない。しかし、それは私のものではない」。これは二言語併用以前の「母語」のことである。母語は生まれながらに習得した言語とは限らない。例えば移住によって後に、第二言語が母語になり、第一言語を忘れることもある。しかし、その場合にも第二以下の言語に対する母語の優位は変わらない。それは、例えば日本語で「私は」と言うことを可能にするアイデンティティの条件なのである。誰でもがそうであるなら、いくつ言語を話そうと、どの「私」も一つの言語しか話さない。ひとは一つの言語しか話さないのだ。だが、その「一つ」とはどういう意味なのか？

デリダは別の形で同じ問題を定式化している。

一、ひとは結局、唯一の言語しか話さない。

二、ひとは決して、唯一の言語を話すことはない。

さらにそれを敷衍して、

一、ひとは結局、唯一の言語しか話さない――というよりむしろ、唯一の特異言語（idiôme）しか話さない。

二、ひとは決して、唯一の言語を話すことはない――というよりむしろ、純粋な特異言語《イディオム》は存在しない。

言語に関して「唯一の」と言いうるためには、言語の「一」を算術的な単位にすることを可能にする統一性が確定しえなくてはならない。言語学者であろうとなかろうと、一つの言語の様々なレヴェルでの規則を再構成し、語彙を記録し、方言の差異を記述することはできるし、だからこそ言語は常に学ぶことができる。だからこそ世界にはおよそ何千の言語があると数えうるのだし、いくつの言語が死滅しつつあるという指摘もしうるのだ。このことはしかし、言語の「一」が確定しうることを意味するわけではない。少なくとも、当の言語が生ける言語＝現代語（langue vivante）である限りは、その言語を話すすべての人々の特異な言い方を可能なヴァリエーションとして含む不変の全体を定めることはできない。第一に、一つの言語には、外来語や新造語、翻訳など、あらゆる接木が可能であり、特異言語《イディオム》による「発明」が常に可能である。だからこそ言語は変化しうるし、一つの言語と特異言語とを決定的に区別することはできない。とめどなく「不変の全体」は書き直されなくてはならない。第二に、ある言語の「一」を定めようとする言語はメタ言語である。それは、対象言語を含み、プラスそれを記述し分類する語彙や概念をもっている。ところが、後者の語彙や概念は再び対象言語に含まれる。とすれば、メタ言語は、それが対象とする言語を包摂しながら、逆に対象言語に包摂される（メタ言語になるのが外国語であっても、その外国語については同じ事態が起こるのだし、メタ言語的記述は、対象言語に翻訳しうるのでなければならない）。とすれば、絶対的なメタ言語なるものは存在しない。最終的にある言語の「一」を定めることはできない（例えば、世界にいくつ「英語」は存在するのか？）。私が唯一、単一言語（monolangue）としての母語しか話さないとしても、その「一性」には、同一性はないと言わなくてはならない。デリダはこう書いている。

> 諸言語を数えることは不可能だ、これこそ私が示唆しようとしていたことだ。ある言語の「一」（l'Un）が、どんな算術的な勘定をも逃れ、決して確定しえない以上、そこに計算可能性はない。私がそれについて話している単一言語の「一」、つまり私が話している単一言語の「一」は、算術的な同一性にも、端的に同一性にさえもなることはない。(9)

私が複数の言語を話すとしよう。母語を第一として、第二、第三と、序数で自分の特異言語を数えることはできるだろう。また、死滅しつつある言語を、「何語」という命名のもとに数えることもできるだろう。それはしかし、個々の言語の同一性を確定しうることとは全く異なるのである。

私はしたがって、母語としての単一言語しか話さないにもかかわらず、幾分かの（特異）言語を話すとしか言いようがない。母語を同じくしていながらとても同じ言語を話しているとは思えない、これは日常的に経験することであろう。ここに、母語内部での特異言語《イディオム》の間の言語内翻訳の必然性がある。加えて、絶対的なメタ言語は不可能なのであった。母語は私が「私は」と言うことを可能にし、さらには翻訳しえないマークとしての言語の境界に位置する固有名詞の場として、私の（主体としての）アイデンティティを構成する条件である以上、私のアイデンティティそのものの根拠は確定しないことになる（動物社会でも、個体のアイデンティティが問われているとしても、その根底には何らかのマークの条件があるであろうし、事態は同じだと考えてよい）。この事態はさらに、事後的にも私が自分の母語なるものを、自由にコントロールするという意味で支配するまでに会得《マスター》することが、我有化する（approprier）ことがないことをも含意する。私は、母語の主人になることはない。いつまでたっても私は、自らの母語を学び続けなくてはならないのであり、それは他者の特異言語《イディオム》を聴き、読むことによってしか学ぶことはできない。とすれば、それ以前に私の同一性がない以上、私が選ぶことができない私の母語は、常に私とは疎遠なものであり続ける他はない。母語が、私の存在とぴったりと合ったという意味で、自然な、自然発生的な、固有な（propre）言語であることはないのである。

私の起源において私に疎遠であり、事後的にも私に疎遠であり続ける。それが単一言語としての母語であるとすれば、そこには母語による根源的な疎外がある。しかし、「疎外」という概念自体が固有性と同一性を前提している限り、疎外が根源的である限り、ハイデッガー的に言えば本来的に非本来的である限り、この事態は固有性とその疎外の対立の条件としての疎外であり、したがって何も疎外していない。自然言語である母語は、常に既に「人工器官」であり「義肢」（prothèse）であって、「他者の言語」なのである。デリダは、自分の唯一の言語としての母語は、最初から「本国」の、「彼らの」言語であり、彼はフランス語を「私の母語」とは呼べなかったと書いている。だがそれは、フランスの「植民地化」に伴う特異な、例外的なことではない。あらゆる母語習得には暴力的な強要があるのだ。それゆえトラウマが。誰も自分の母語を「私の母語」と呼べないと言うか、さもなくば、母語とは常に「他者の言語」

だと言うかである。『グラマトロジーについて』では、それは「原暴力」と呼ばれていた。レヴィナスのそれまで含めて、すべての倫理はそこから始まるのだ。[10]

「他者の言語」、ここでの「他者」を性急に規定しようとしないようにしよう。いずれにせよそれは特定の「誰か」あるいは「何か」ではない。私に最も親密であると思われている母語とは、優れて他者経験の場だということを確認しておこう。このような極めて限定的であり、同時に極めて一般的な意味で、母語とは既に「植民地的」なのである。

デリダはこう言う。

あらゆる文化は根源的に植民地的な（colonial）ものである。〔……〕あらゆる文化は、何らかの言語「政治」の一方的な強要によって創設される。周知のように、支配は、名づけ、呼称を強要し正当化する権力に始まるのである。[11]

言語を、第一には母語を基礎にするあらゆる文化は「植民地的」であると断言することによってデリダは、帝国主義的、植民地主義的支配を正当化しているのか？　あらゆる文化が「植民地的」であるなら、植民地主義支配に抵抗することは無意味になるのではないか？　ここに、脱構築の保守性が、反動性が現われている……そうではない。何よりも注目すべきは、自己の言語たる母語と、他者から押しつけられた「父の言語」との対立がここでは決定不可能だということだ。両者の区別がしうるとしても、それはある一定の社会状況のもとでしかない。そして実際、「母の言語」は、しばしば「父の言語」によって汚染されている。例えば先の戦争中、息子に「国のために死ね」という母の物言い、母の言葉遣いが父のそれに汚染されているように。だが、このことの確認はむしろ、他者の言語としての母語の「原暴力」構造の上塗りとしての植民地主義の可能性と、植民地主義の限界の双方を考えることを可能にするのだ。植民地主義は、母語の「原暴力」が現前しない過去において私に残した（原）トラウマの構造を利用して、それを別のトラウマで二重化する。

このように、近代の「本来的な意味での」植民地戦争と呼ばれるものの傲慢な特種性、あるいはそのトラウマを与える暴力性を、軍事的征服の瞬間に、または象徴的な征服が、他の道から戦争を延長して行く時に、消去することが問題なのではない。反対である。[12]

反対にどうなのか？

反対に、そこにこそ賭金を再‐政治化することを可能にするものがある。自然的な固有性（propriété）が存在せず、所有権（droit de propriété）一般も存在しないところで、ひとがこの脱‐固有化（dé-propriation）を認めるところでこそ、我有化（approriation）の数々の運動を、その幻想を、その「イデオロギー」を、その「物神化」を、そしてその象徴系を、時にはそれと闘うために同定することが可能なのであり、かつてなかったほど必要になる。このような注意の喚起は、とりわけ、それらの幻想が動機づけることがありえたものの再興を回避しつつ、我有化の歴史的現象を分析することをも、それらを政治的に扱うことをも可能にするのだ。「ナショナリズム的」（常に多少とも「自然主義的」）攻撃を、あるいは単一文化主義的な均質‐ヘゲモニーを回避しつつ、である。[13]

具体的にはどういうことか？　母語なるものには、「父性」が最小限にしか働いていないとしても、それが「他者の言語」であることは否定できない。そこには「一」を確定しえない差異しかないとしても、他者との間に、第一には「母」との間に共有していると言われる母語は「他者の言語」なのだ。既に「一」の萌芽がそこにはある。「一」の幻想の可能性が既に始まってしまっているのだ。時には植民地主義的な言語‐文化支配を目指す権力は、まさにこの「一」があたかも存在するごとくに、「一」を人々に政治的に強要するのである。このことの認識はしかし、逆にその権力には根拠がないことを暴き、その権力のヘゲモニーが常に有限でしかないことを暴く（単に植民地でのことではない。この社会においても天皇制に、とりわけ今日の「靖国問題」を巡るナショナリストたちの「伝統文化」なるものに人為的な、「植民地的な」強要を感じるひとも多いであろう。同じ一つの言語‐文化なるものに）。デリダは言う。

というのは、たいていそう信じたくなるのとは反対に、支配者とは何ものでもないからだ。そして、彼は固有のものとしては何ももっていない。支配者は、もっていないにもかかわらず彼が自分の言語とよぶものを、固有のものとしては、自然的には所有していないからであり、何を望み何をなそうとも彼は、言語との間に、自然な、国民的な、生来の、存在論的な固有性や同一性の諸関係を保つことができないからであり、彼がこの我有化を信任し言い表わすことができるとしても、政治‐幻想的機構の非自然的な過程を通じてでしかないからであり、言語は彼の自然的財ではないからだ。まさにそのことによって彼は、歴史的に、文化的な簒奪という、つまり常に植民地的本質をもった簒奪という侵犯を通して、言語を我有化する振りをして「自らのもの」として押しつけるのである。(14)

母語はしたがって「他者の言語」である。父の言語による植民地支配は、さらには教育を通じた「国語」の強要はこの構造を利用する。ところが、「支配者」たちにとっても、言語はやはり「他者の言語」である。言語が自然な、自らに固有なものではない以上、自然な、固有なものであるかのような顔をして、被支配者に対してそれを強要する以外のことはできないのだ。植民地支配に対する闘いの可能性もここにある。しかし、「他者の言語」という事態を確認しておかなければ、支配からの「解放」が新たな支配に転化する可能性がある。自らを解放した「われわれ」が、同じ暴力を働くことになるのである。

## 四　脱底

では、「他者の言語」における他者経験とはいかなるものなのか？　そこでの「他者」とは誰あるいは何なのか？　そう問うことができるのか？

レヴィナスによれば、他者からの呼びかけは、私の自由と意識の範囲を超えたところから到来し、現在において私がそれを呼びかけとして認知した時には、既に到来してしまっている。私は、いつ他者の呼びかけが届いたのかを同定することはできない。しかも、今では記憶していない無数の他者たちから呼びかけが届いていたであろう。私が責任をもって応えたか否かは別として。時間的には、過ぎ去った現在（過去）、今ある現在、来るべき現在（未来）の系列が自由な意識的主体なるものの構造を形成しているとすれば、他者からの呼びかけはその系列を逃れた「現前したことのない過去」「記憶を逃れる過去」からやってくる。呼びかけを、現在において呼びかけとして認知することは既に、呼びかけに対する第一の oui, yes という応答であり、その後に理性的計算を含めた自由な選択が non, no という応答を可能にする。[15]

われわれが言葉を話す時には何が起こるのか？　話し始める時には？　何よりもまず確認すべきは、私が事後的に「私の」言語と呼ぶ母語において、母語を後に話すことになり後に「私は」と言うことになる者を、「他者」が受け入れたということだ。その「他者」とは誰か？　性急に父母などと言わないようにしよう。誕生後すぐに遺棄された子供のことを考えてみれば明らかなように、常識的にすぐにイメージされる父母とは言いがたい。何よりも、父母とは何かを規定する必要があるだろう。しかも、「他者」が「私の」母語において私を受け入れたのは、何も私の生誕後あるいは同時だとは限らない。文化的にも歴史的にも可変的な「象徴界」（ラカン）の中で、後に私が占めることになる場所は、私の生誕以前からある程度、他者たちによって規定されているからだ。その複数の「他者」の外延をあらかじめ確定することもできない。その他者たちも、他の亡霊たちを含めた他者たちとの関係から切り離せないからだ。では、「他者」はいつ、「私の」母語において私を受け入れたのか？　母語の「一」が確定しえないことを想い出そう。確定しえない以上、いつこの母語なるものに「他者」が私を受け入れたのかも決定することはできない。「他者」が私を、「私の」母語において迎え入れたのがすべての起源であると言うとしても、その起源なるものが誰にも一度も現前したことがない以上、それは起源でさえない。それは、「現前したことのない過去」「記憶を逃れる過去」という非-起源なのである。

一言でも話すことの内には他者への応答が潜んでいる。他者への oui, yes が。しかも、「他者の言語」でありながら、私に唯一のその言語で応えることへの oui, yes が。私が図らずも応えてしまっているこの現在は、私が主導しているのではない。それは、他者の呼びかけの優位を確認するだけである。私は、言葉を話し始めて以来、常にこの oui, yes を反復しているのである。それを事後的に否定するためにも。私に唯一の「他者の言語」とは責任の言語であり、他者を歓待する言語である。その oui, yes は約束である。私に唯一のその言語で応えることの約束であり、それは同時に、その約束を記憶するという記憶の約束でもある。約束と記憶の約束、oui, yes は既に、最初の一回において反復されている。oui-oui, yes-yes。この反復はしかし、約束の堕落の可能性でもある。約束を更新しながら、その履行をいつまでも引き延ばす可能性。だが、この可能性がなければ他者への責任ある応答の可能性もない。約束したことに対する義務を引き受けることはしかし、何らかの永遠を約束することではない。堕落の可能性は、私が約束を違える可能性として、私の自由の源泉でもある。私は、自分の母語を変更する道を選ぶこともできるのだ。

「他者の言語」でありながら私に唯一の言語で応えることの約束とは何か？　それは私が、他者に対して十全に責任を取ることのできる自らの絶対的な特異言語を開発する、あるいは発明するという約束でもあるだろう。言語が舌(langue)であるなら、「二枚舌」は使わないという約束である。「私は一つの言語を約束する」。他者を迎え入れ、歓待し、他者に語りかける他者の言語の単一性を約束するのだ。それは、もはや変化しない言語の同一性でも統一性でもない。それは私の特異言語の特異性である。それが約束である限り、そうした単一言語は、現実に、現に存在するものではないし、いつか私が到達しうる目的論的な未来にあるものでもない。それは、あらゆる予見を超えた来るべきものにとどまる。

こう言ったところで、すぐさまいくつかの疑問が起こるであろう。それは一体何語なのか？　いつ私は約束したのか？　その時、私と特異言語との関係はいかなるものなのか？

何語なのか？　デリダの場合であれば「フランス語」であり、ここの社会であれば「日本語」であるだろう。だが、「われわれ」に共通の、共同の言語《ラング》を話し続けるならば、その言語のプログラムを外れる他者を受け入れることには限界がある。ある言語と、それに基づいた文化のプログラムからは産出しえない、前代未聞の差異を当の言語と文化に書き込むことによってしか迎え入れえない他者もいるからだ。事実的には、そうした他者との関係を作る中で、既成の言語に新たな差異を持ち込み、そうした関係を自ら別の他者に向けて特異な経験を特異な言葉で語るのでなければならない。だが、すべての他者は全く異なるのであれば、他者の中に「われわれ」とそれ以外という絶対的な境界を引くことはできない。事実的にはもちろん、その区別はしている。したがって、相手の言語で、あるいは第三の言語で他者を受け入れることもありうるのだ。しかしそのつど、他者との関係の中で、私の言語の周縁で「クレオール化」が起こり、それに応えて私が「自分の」言語に新たな差異を持ち込む。常にリードするのは他者である。言語は常に「他者の言語」なのである。私が、「われわれ」がそれを決定すると思った時から、われわれは他者をシャットアウトすることになるのである。

とすれば、全く異なる他者を受け入れることは、諸々の言語を超えて、バベル状況を超えて、一つの、人類共通の言語《ラング》を、私が約束していることなのか？　そうではない。同じ一つのと言われる言語を話していてさえ、他者と私とは自動的に言葉で理解しうるわけではない。そこには常に、自分の特異言語への翻訳が介入しているであろう。バベル状況は、言語《ラング》の内外を問わずに日常的なことなのだ。それが解消されることが希望なのではない。そうではなく、何らかの言語で他者を受け入れるということであり、ここでいう言語とは特定の言語の言語性のことである。暴力ではなく言語で、しかも私の言語を強要することなく歓待することである。私が責任を負いうる唯一の言語を変化させ、(ラカンの象徴界まで含めて、しかも「父」を超えて)言語を発明しながら、なお言語で他者を迎え入れることである。そこに告げられているのは、言語なるものの単一性である。

あたかも「私的言語」のモノローグの極みであるかのような極限において、言葉を話すことは、他者の到来への oui, yes を露わにする。独り言やプライベートな日記であっても、それは既に他者への oui, yes である他はない。「私が私を第一の宛先にする」という構造は過小評価されるべきではない。それは、他者との関係の内化などと言う前に、自己の構成における他者の肯定だと言うべきであろう。私は言葉を話し始めるや、他者への約束が常に既にそれを支えているのであり、この約束の外部で語ることはできない。したがって言語とは、日々の具体的な出会いを支える、他者の他者性の経験そのものなのである。とすれば、「いつ私は約束したのか?」という問いに意味はない。常に既にとしか言いようがない。

しかし、すべての他者は全く異なるという状況の中で、というより、状況なるものが他者から可能になる限りで、全く異なるすべての他者たちを歓待する私の特異言語なるものは可能なのか? 端的に不可能だと言ってよい。なぜなら、他者の到来は、過去‐現在‐未来からなる期待の地平から外れて、予見不可能だからだ。言語が他者の歓待として他者へと開かれている限り、言語には進歩も完成も終わりもない。しかし、この端的に不可能なものへの希望を、この構造的に開かれてあることをデリダは「メシア性」と呼ぶ。ただしそれを、世界を救済するメシアの到来が約束されているという宗教的な意味でのメシアニズムから区別しなければならない。むしろ、メシアニズムの(不)可能性の条件だと言ってよい。

私が語っている約束、先ほど私が（約束について一般に考えられているのとは反対に）それが脅迫的なままであると言っていた約束、そして今、それは不可能なものを約束し、しかしまたあらゆる言葉の可能性を約束すると主張する約束、この特異な約束は、メシアニズム的あるいは終末論的ないかなる内容をも委ね、引き渡すことはない。〔……〕しかし、他者の、そして他者の言語におけるこの約束には、必然的に規定しうるいかなる内容もないということは、だからといって、メシアニズムに、救済論に、終末論に似た何かによる言葉の開け（ouverture）を異論の余地のないものにしないわけではない。それは構造的な開けであり、それがなければ、厳密で文字どおりの意味でのメシアニズム自体が可能ではなくなるメシア性（messianicité）である。[16]

ここにいたって「私」とは主体と呼び続けられるものなのか？　他者に対する決定の緊急性の中で、古典的な「主体」が無力であることは既に見た。問題になるのは、レヴィナス的な意味での「主体」である。他者から傷つけられ、他者のために傷つく私を、トラウマによって定義される私を、他者から付与された他者に対する無限の責任を誰にも転嫁できないという意味で掛け替えのない「一」としての私を、レヴィナスは「主体」と呼び続ける。だが「主体」の「一性」を、分割不可能性を脱構築する道は複数ある。ここでは、言語に話を限って、次に二点を指摘しておく。

一、既に見たように、最終的なメタ言語は存在しないのであった。もしそれが可能であれば、私には自分の母語を、他者の単一言語をいつの日か凌駕し、支配することが可能であろう。ここではラカンのことは問題にしないが、ヘルダーリンの詩、パウル・ツェランの詩をはじめ古今東西、優れた詩的経験を、すなわち「絶対的な特異言語」の探究を考えれば、ハイデッガーならDie Sprache spricht（言語が語る）といった境地が開いていることが容易に理解しうる。「私」が言葉を探すのではなく、言語そのものがよりよい表現を求めているのだ。具体的な他者に宛てているわけではないにもかかわらず、詩作の行為もやはり、他者に差し出されたものであり、他者の何らかの歓待であり、他者経験である。その時「私」は言語が自らを探し求める場であり、「一」であるか否かさえ明らかではない。

二、私は話し出すや常に既に、そこには他者に対する私の特異言語に単一性を与えるという約束が含まれる。「私は約束する」と言わずとも。

私が口を開くたびごとに、私が話し、あるいは書くたびごとに、私は約束する。私が望むか否かに関わらず。約束の宿命的な性急さを、ここでは、意志の、意図の、あるいは言わんとすること(vouloir-dire)の価値から引き離さなくてはならない。この約束のパフォーマティヴは、数あるスピーチ・アクトの中の一つではない。それは、他のあらゆるパフォーマティヴに含まれている。(17)

この約束は他者へのoui, yesであった。ところが、それは「約束の記憶」としてのoui, yesによって必然的に二重化されており、それは同時に堕落の可能性をも構成するのであった。それが他の他者から同じ約束を引き継ぎ、他の他者へと同じ約束を送る可能性を開く。そして、二重化されたoui-oui, yes-yesが私の内で起こるのだとすれば、私は常に他者性を内に抱え込んでいることになる。常に他者が私に先行する。「私」とはしたがって、分割不可能な「一」ではない。「私」は、常に遅れてやってくる。その「私」を「主体」と言いうるとしても、それは事後的な構築でしかない。他者が私を選択し、他者から私の責任が発するのだとしても、レヴィナスのように、それをユダヤ教の思想へと結びつける必然性はないことになる。

以上のように、他者の言語としての母語は、「私」主体の(不)可能性の条件である。それは「原暴力」によって、後に「私は」と言う私の内に刻み込まれる、あらゆるトラウマを可能にする原 - トラウマである。もしそうなら、トラウマの問いを主体へと収斂させることはついにできないと言わなくてはならない。トラウマの問題系は、主体の思想とは別の思惟を要求することになるだろう。

二〇〇一年の事件の後に「積極的かつ主体的な」行動を決定するという政治は、アメリカという他者からの呼びかけに、いかに追随して応えるかという決定に過ぎない。だが、呼びかけている他者は単数ではない。すべての呼びかけにyesを言うことはできない。ならばなぜアメリカの呼びかけを選択するのか？　それ自体は「主体的」なのか？　アメリカは、今回のテロリズムという暴力的な、極めて暴力的な呼びかけに即答して軍事行動に踏み切った。なぜ、その背後から届いている別の呼びかけに応えないのか？　yesを言うにせよ、noを言うにせよ、他者からの呼びかけを条件にせずに「主体」の決定はありえない。とりわけ、noという答えが「主体」を構築する暴力的な条件である。それにしても、「主体」だけでは何も決定することはできない。他者の問題系を深めることなく、決定の問いを「主体」から出発して考えることはできないのである。

二〇〇二年十月三十日

**註**

（1）Emmanuel Lévinas, *Totalité et infini*, La Haye, Martinus Nijhoff, 1961.『全体性と無限』合田正人訳、国文社、一九八九年。

（2）Emmanuel Lévinas, *Autrement qu'être ou au-delà de l'essence*, La Haye, Martinus Nijhoff, 1974.『存在するとは別の仕方

で、あるいは存在することの彼方へ』合田正人訳、朝日出版社、一九九〇年。

(3) Emmanuel Lévinas, *Totalité et infini*, p. 172.『全体性と無限』、二九九頁。

(4) 港道隆「顔の彼方?..」、『思想』、一九九六年、三・四月号。

(5) Jacques Derrida, «Donner la mort», in J. Derrida et al., *L'éthique du don*, Paris, Métalié-Transition, 1992, p. 79 et sq.

(6) 港道隆「対決の正義」(『思想』、二〇〇〇年、十二月号、二〇〇〇年、一月号)を参照。

(7)「自己決定」の哲学的な問いについては、拙稿「自律の果てに」(『現代思想』、一九九八年、七月号)を参照。

(8) Jacques Derrida, *Le monolinguisme de l'autre*, Paris, Galilée, 1996.『たった一つの、私のものではない言葉』守中高明訳、岩波書店、二〇〇一年。

(9) *Ibid.* 同書、五六頁。

(10) Jacques Derrida, *De la grammatologie*, Paris, Minuit, 1967, p. 144 et sq.

(11) Jacques Derrida, *Le monolinguisme de l'autre*, p. 68.『たった一つの、私のものではない言葉』、七四頁。

(12) *Ibid.*, p. 69. 同書、七四頁。

(13) *Ibid.*, p. 121-22. 同書、一二一-一二二頁。

(14) *Ibid.*, p. 45. 同書、四三-四四頁。

(15) 港道隆「Oui と oui のアフォリズム」(『現代思想』、一九八九年、五月号)を参照。

(16) Jacques Derrida, *Le monolinguisme de l'autre*, p. 128.『たった一つの、私のものではない言葉』、一二九-一三〇頁。

(17) *Ibid.*, p. 126. 同書、一二八頁。

# トラウマによる主体の損傷と生成

森　茂起

## 一、主体の成立とトラウマ

トラウマ(1)の影響が、主体あるいは主体性の問題として現れることは間違いない。議論の入り口として、トラウマをめぐる議論で必ず参照されるハーマン『心的外傷と回復』から引用してみよう。

外傷は被害経験者を強いて、かつての自立とイニシアティヴ（主動性）、能力、アイデンティティ、親密性をめぐる闘争を復活させる。(2)

自立をはじめとするこれらの項目は、人格の発達理論が提示する発達課題である。とりわけここで想定されているのは、エリクソンのライフサイクル論における幼児期から前成人期までの発達課題である。(3)発達理論が描写する過程は、出生後、主体がしだいに生成し、ある基準に照らして成人と見なし得るだけの主体性を獲得していく過程である。こうした発達論は、フロイトのリビドーの発達段階を嚆矢として、精神分析の発達論的性格として定着した。エリクソンの理論は、そこに社会的様態を加え、心理・社会的現象として発達を性格づけたものである。

ハーマンは、発達の成果として獲得されたものが、トラウマによって傷害され、再度それらを獲得する闘いへと個人を突き落とすと言う。これに従えば、トラウマの作用は、獲得されていた主体性の損傷として現れ、トラウマからの回復は、主体を生成しなおすこと、あるいは主体性を再獲得する過程となる。つまりトラウマの理解には、主体の生成過程と、その損傷、そしてその再生成過程という三者が関わることになる。生成過程についてはすでに豊かな発達理論が存在することを考えると、それらが描写する発達課題とトラウマの損傷作用の相互作用で理解できる過程のように見える。

ところが、トラウマと発達過程の関係を論じることは実際にはきわめて難しい。トラウマが「人格発達の各段階にそれぞれ異なった影響を与える」[4]のは間違いないとしても、その影響を決定する要因はあまりに多数であまりに複雑に絡みあっており、容易に一般化して記述できない。発達過程に関わる個体の素質にそもそも個体差があるうえに、トラウマは定義上、発達の時系列とは独立に、偶発的に発生するものである。発達理論に環境要因がすでに組み込まれているとしても、トラウマが主体を根本的に揺るがす体験だとすると、そうした一般化、平均化された環境要因に組み込むことのできないものがトラウマである。発達とトラウマの両者を包括した体系的描写がきわめて難しい理由である。実際、おびただしい量のトラウマ研究が生み出されているが、発達論にトラウマ論を統合する試みはまだごく新しいものである[5]。

ここで確認しておきたいのは、トラウマの現象を理解しようとすると、主体はいかにして生成されるか、主体性というものはいかにして発生するのか、そしてその過程にトラウマがどう関わるか、という問いに直面することである。しかし、この「過程」を生活史の時系列的進行としてとらえると、現実の複雑で多様なトラウマ的事象の中でできることといえば、個々の事例の理解か、逆にごく一般的な傾向の記述に限定される。そこで本論では、主体の生成を、時系列的発達過程としてではなく、主体が瞬間瞬間に生成し、主体性を成立させているプロセスとして論じる。そのため、筆者がおもによって立つ深層心理学理論の中で、エリクソンのような発達段階説ではなく、ビオンの理論にアイデアを求めることにする。ビオンの理論は、思考の成長過程を描写する。しかし、ビオンの言う思考の成長は、生活年齢によって決定づけられる発達段階的プロセスではなく、常に働きながら、そのつど心的生活を成立させているプロセスである。ビオン理論から導き出される主体の生成プロセスとトラウマ作用を結びつけることで、生育史との関係を一般化することを避けながら、かつ生育史上のさまざまの地点で発生するトラウマの現象をきめ細かに理解することができるのではないか。これが本論の問題意識である。

さて、議論の本題に入るために、まずトラウマという現象の概略を押さえておかねばならない。身体症状や睡眠障害といった生理的反応から、たとえば自尊心の低下のような人格への影響までにわたる広範囲のトラウマ現象を考えるにあたり、ここでは特に解離という現象に注目していく。解離ですべてのトラウマ現象が説明できるわけではないとしても、トラウマが、他の問題と区別される特殊な現象を主体に引き起こすとすれば、解離の要因が大きく関わっていると思われるからである。主体の生成過程の中に解離を位置づけることで、逆に解離現象の意味が照らし出されるのではないかという期待もある。では、解離を含むトラウマの基本的な現象を確認するところから出発しよう。

## 二、トラウマの現象

トラウマによる損傷は、精神医学的診断基準ではＰＴＳＤ（外傷後ストレス障害）という名称で表されている。(6) ＰＴＳＤは、よく知られている通り、生命の危機に類するような外傷的出来事の後に現れる、侵入、過覚醒、麻痺の三つの症状で特徴づけられる症候群である。しかし、トラウマといえば必ず登場するＰＴＳＤの診断名であるが、これはトラウマとの直接の影響関係が明確な症状に限定して整理したものと考えるべきであり、長期にわたる広範な影響関係まで視野に入れると、この診断名によってトラウマの現象が尽くされているわけではない。

特に問題は、現在のPTSDが、原因となる出来事の明確な一回性のトラウマを念頭に置いたものであり、生育史の中でトラウマ体験を反復してきた場合を包括できないことである。後者の場合は、解離の問題が優越した解離性障害や、成長過程の中で多様な要因が絡み合って生じると考えられる境界性人格障害、あるいは身体化障害、気分障害など、さまざまの症状に関係していると考えられる。

なかでも、解離のメカニズムは、トラウマ現象において中心的な役割を演じていると考えられる。解離研究は、すでに十九世紀のヒステリー研究の中で注目され[7]、その後いったん研究の焦点から外れたのちに、近年再び急速に研究が進んだという屈折した歴史を持っている。近年では、精神医学、臨床心理学のいずれにおいても、最も活発に議論されている問題の一つである[8]。解離は、「正常ならばあるべき形での知識と体験との統合と連絡が成立していないこと」[9]を特徴とする特異な現象である。激しい苦痛をもたらす体験に際して、自らの機能の何がしかの連続性が断たれる現象であり、トラウマ体験がその核にあることは間違いない。記憶の不連続、知覚認知過程の断裂、認知と感情の不一致、さらには人格の同一性の断裂など、解離の働く位置や質にはさまざまあるが[10]、いずれにしても主体の構成要素の連続性に障害を与えることを意味する。言いかえると、主体の連続性を犠牲にして苦痛の全面的体験を回避する防衛メカニズムが解離である。

解離現象の幅は広い。ヴァン・デア・コルクは、解離という言葉で呼ばれる現象を、一次解離、二次解離、三次解離に分けて整理している[11]。一次解離は、トラウマとなる出来事が発生した瞬間に起こる、知覚と記憶の断片化を指す。あまりに強い刺激となるトラウマ的な事象の感覚印象は、まとまって意識に上らないまま、断片的なものとして知覚される。それ以上の認知的処理を受けないまま記憶に保持されるため、断片的な知覚にとどまり、言語化して語ることができない。このような感覚印象は、他の経験と切り離されて、いわば異物として保存されるために、主体の感覚として処理したり想起したりすることが難しい。フラッシュバックの形でよみがえるときには、言いようのない恐怖を引き起こす得体の知れないものとなって主体を襲う。ＰＴＳＤの主症状の一つ、「侵入」に相当する現象である。こうして繰り返し意識に侵入する解離された知覚は、いつまでもまとまった経験を形成せず、「物語りえぬもの」に留まる。

次に二次解離は、苦痛を感覚している自己と、それを観察する自己とが分離し、経験を外から観察するにいたる現象である。体験に現実感が失われる離人体験や、極端な場合には、自らの姿を外から眺める体外離脱体験が生じる。虐待を受けた経験を持つサバイバーの中には、虐待を受けている自分を外から眺めている感覚を持ったことを報告する者がある。[12]この体験様式は、苦痛から自らの意識を引き剝がし、破局的な体験から守ってくれるが、他方で、この解離の発生が、後の後遺症状に強い相関を持つと言われる。

三次解離はいわゆる多重人格を典型とするものである。二次解離による防衛が一度働くと、以後の苦痛体験に対して同じ現象が繰り返されやすくなり、軽微な苦痛であっても解離によって防衛される傾向が生じる。ある部分で苦痛を体験しながら、他の人格部はそれを自らのものとして感じない事態が繰り返されると、異なった自我状態が複数並存する結果となり、解離が人格構造化される。これが三次解離である。この種の解離が、たがいの記憶に接近不可能なほどの独立性を持った人格に発展すると、いわゆる多重人格（解離性同一性障害）となる。人格の解離は、葛藤を回避することを可能にする。葛藤が存在して、それを回避するのではなく、葛藤以前の強烈な情動反応を、別々の人格が持つものとしてはじめから分離するため、それぞれの感情は他の感情や思考の干渉を受けず保たれる。

また、解離の問題は、記憶のメカニズムに大きく関係している。トラウマの記憶は、通常の認知過程を経ずに、ばらばらの知覚断片として一瞬のうちに長期記憶に保存されることを特徴とする。[13]通常の記憶のように、いったん短期記憶に保存され、意識内でのリハーサル（繰り返し）を経て長期記憶に移行するという過程を踏まない。[14]一次解離は、この記憶メカニズムとあいまって、繰り返し意識に侵入するフラッシュバックを生むと考えられる。二次解離、三次解離と進む過程では、記憶の蓄積と記憶間の連合による主体の成立が傷害されることになる。過去の記憶は、通常、変形され物語化されることで主体のものとなり、その変化の跡が過去の出来事との時間的距離の物差しとなる。そのためには各記憶が時系列上に並べられることで相互に結びつけられなければならない。そうして形成された過去の記憶の層によって、主体の歴史性が形成されている。主体の成立はこうした記憶の性質と不可分のはずであり、もし記憶が連続性を失い、時間の跡をまったくとどめないならば、主体というものはそもそも成立しないであろう。したがって、事件から長期間が経過していても、今現在の体験であるかのように意識に侵入するトラウマ性の記憶は、主体の歴史性に混乱をもたらす。

ここでは簡明のために、通常の事態とトラウマ的事態を二つの異なった事態として単純化して記述してきた。しかし現実には、通常と異常という基準はそれほど明確ではない。重度の解離がもつ特異性から、解離は非常に希な現象と思われがちであるが、実際には程度の差はあれむしろ日常的に存在するものであり、各状態の間の距離の拡大や相互の隔離の程度によって病的解離に至ると考える方が適当である。重度の解離にしても、一般通念以上に頻繁に発生しているのかもしれない。パトナムのように、幼児の精神状態をそもそも離散的なものとしてとらえ、離散的な状態の数の増加と複雑化によって発達を記述する立場もある(15)。そのような離散状態も解離の範疇でとらえるとすれば、解離による主体性の制限自体が普遍的であり、その強さの程度や、影響される範囲の程度によって種々の現象があると考えるのが適当である。

## 三、主体の生成過程――ビオン理論に即して

トラウマによって主体のまとまりが傷害されることを前項で見た。では主体のまとまりとはそもそも何か、主体はどのようにしてまとまりを獲得し、主体性の感覚を持つのだろうか。冒頭に述べたように、ここでビオンの理論を参

照枠に用いて主体生成の過程を考えてみよう。

ビオンによる心の発生論的理解[16]は、「思考の成長」の理解という形を取る。彼の理論は、心的生活を「考える働き(thinking)」としてとらえ、その原始的段階から、一般的抽象的な意味が生まれる高度な段階までを、微細に辿っていく。それは、幼児から成人への発達過程を描写したものというよりは、われわれの心が現在あるように成立するために欠かせない、刻々と常に進行しているプロセスを描写したものである。つまり、発達上のある地点で働いて主体を成立させるプロセスではなく、常に働いて主体を生成し続けているプロセスである。以上を念頭に置いたうえで、具体的に思考の成長段階を追ってみよう。

ビオンは、われわれが心的経験として体験できる以前の心的要素として、アルファ要素、ベータ要素と名づける二つの段階を仮定する。両者は、ベータ要素という最も原始的な心的要素が、アルファ機能と名づけられる機能によってアルファ要素に変形されるという関係にある。ビオンは、ベータ要素は、思考の成長の最も原始的な段階であり、心的側面と物質的側面がまだ未分化な、心的体験として体験不可能な要素である。ベータ要素に相当する感覚入力や身体反応は、アルファ機能と名づけられる機能によって、イメージの素材となるアルファ要素に変形される。つまりベータ要素とは、イメージを構成する素材になる以前の要素であり、ビオンは、アルファ要素が生み出されてはじめて、それを素材として、さまざまの直接体験可能な心的現象が生まれると考える。

アルファ機能は、ビオンによれば、意識的プロセスと無意識的プロセスを分化し、意識的な心の体験を成立させる働きを持つ。たとえば夢には、日中の体験の記憶がさまざまの処理を受けて織り込まれているが、それはアルファ機能の働きによって、イメージの素材が生み出され、意識的プロセスが成立した結果である。意識的プロセスと無意識的プロセスは、アルファ機能による「接触障壁[17]」の形成によって、直接に混じり合うことなく存在できる。ベータ要素からアルファ要素への変形は、意識的な心の働きを生成して、つまりは主体というものが成立する前提となる。この考え方からすると、主体は、ある完成された実体ではなく、常に働いている心の機能によって生成され続け、維持され続けているものである。

アルファ要素を素材にして生み出されるのが、ビオンが夢思考・夢・神話と呼ぶ思考の段階である。夢、ファンタジー、物語など、普通私たちがイメージと呼ぶ体験が含まれる段階であり、視覚イメージの優越を一つの特徴とする。ここに来てはじめて私たちは意識的体験として心的内容を体験することができる。

夢思考の中から抽象化の働きが起こり、一般的な意味が生まれてくる過程が、夢思考以後の各段階である。前概念化、概念化、概念という段階を経て、さらには科学的演繹体系、代数学的計算式までの過程が想定されている。思考の働きによって意味が発生し、一般的な理念の形成に進んでいく過程である。

前概念化は、夢思考の段階のイメージや物語、描写などに意味を見出す前触れである。単なるイメージへの没入体験ではなく、そこに意味があるという感覚が生まれる段階である。その意味が現実に生まれると概念化となる。私たちは、体験から意味を汲み取り、何かを学ぶ経験を積み重ねている。夢思考の段階にも主体は存在するが、それは言わば、イメージ体験に没入している主体である。そこから意味が発生し、他の要素と結びつけられて体系化されることで、主体のまとまりが進展し、いわゆる主体性というものが強まっていく。前概念化は、その始まりであり、意味がそこから汲み取られると概念化が生じたと理解される。

概念化は、個々のイメージの文脈に即した個別的な意味であるが、その先の概念のレベルになると、体験の意味が抽象化され、一般に妥当する真実として理解される。個々の体験の蓄積と概念化の蓄積のなかからこれは生まれてくる。主体の存立のうえで重要な役割を果す自己理解、つまり一定の安定性、持続性を持った主体としての自己の理解は、このレベル以降の思考である。一つの概念が他の諸概念と階層を形成して結びつけられ、位置づけられて、いっそう豊かな意味を獲得すると、科学的演繹体系の段階に達する。科学法則を連想させる名称だが、ここではおもに、個人が自己と他者あるいは世界に関して形成するまとまった理解をさしている。その積み重ねの層が主体の信念や自己認識、世界観などを構成する。その先にはいっそう抽象化の進んだ代数学的計算式が置かれるが、これは日常的な認識の範囲を越えているので、ここでは名を掲げるにとどめておく。

ビオン理論のもう一つ重要な側面は、これらの成長過程を起こすために必要な、包容(containing)[18]の働きである。包容は、思考の成長の可能性をはらむ萌芽的状態を包み込んで成長を可能にする働きである。たとえば子供の心の中で成長が起こるには、養育者の包容の働きがなければならない。包容は、子供から投げかけられたものを自らの心の中に包容し、それを子供に投げ返すという内的な働きによって起こる。それは内的な容器(♀=container)と内容(♂=contained)の関係による働きであり、人が人を包容するという外的関係を指すものではない。養育者の内部における包容の作用を子供が取り入れることで、子供自身の中に包容する力が生まれ、子供自身の力によって包容が働くようになる。本稿で、簡明のために人が人を包容するという表現をとることがあるが、それが内的なプロセスを通して働くことに留意しておかねばならない。

本節では、ビオンによる思考の成長過程の大略を辿ってきた。以上を踏まえたうえで、いよいよ主体の生成過程とトラウマの関わりを理解する試みに入っていこう。

## 四、経験の傷害としてのトラウマ

トラウマの現象をビオンの理論に照らすと、まず、先に見たトラウマ起源の知覚や認知の特徴がベータ要素の記述とよく似ていることに気づく。主体的体験に統合し難い心的要素、あるいは言葉やイメージの形で把握される前のばらばらな知覚要素という意味で、ベータ要素とトラウマ起源の心的要素には明らかに共通点がある[19]。もっと適切に言えば、知覚に際して常に存在するベータ要素は、トラウマ体験においても当然存在するのだが、ベータ要素のまま残される要素が、その強度や量、あるいはその他の様態において、ある特殊性を帯びたものがトラウマ的知覚あるいはトラウマ的記憶と呼ばれるのではないか。ベータ要素は、身体的プロセスと心的プロセスが分化する以前の要素とされている。この点も、トラウマの影響が、さまざまの身体症状を生むこと、ストレス反応、知覚、記憶といった生理的反応と不可分なプロセスに起こる現象であることとよく対応している。トラウマに起因するプロセスをベータ要素として理解すると、トラウマの問題性は、アルファ機能がそれに対して適切に働かず、アルファ要素を生み出すことができないことにあると解釈される。

トラウマ的体験による心的要素はなぜアルファ機能による変形を受けにくいのかという問いに対しては、トラウマ性の刺激によるベータ要素が、その強度ないし量においてある限度を越えるからと想定できる。その限度は、感覚受容器や認知システムやさまざまの視点から見ることができるだろうが、ビオンの理論に照らせば、包容の容量の限度として考えることができる。ビオンの図式において、ベータ要素は常に存在する一般的現象であるが、それを包容する容器があることでアルファ要素へと常に変形されているため、限度を越えて蓄積されることがない。トラウマの刺激は、そのあまりの強さによって、包容の働きの容量を越える。ここで言う包容の働きとは、個人の内部における包容でもあるし、他者との関わりの中で働く包容でもある。トラウマが発生する状況は、多くの場合、包容する他者の存在が難しい状況である。援助すべき他者もまたトラウマ的現象に巻き込まれていることが多いし、虐待のようにその他者自体がトラウマの起源である場合さえある。

トラウマ起源の大量の断片的心的要素が存在し、意識のプロセスに上ることができない状況は、別の観点から見れば、一次解離の現象に対応している。とすれば、一次解離で理解されている断片的知覚は、ビオンの図式においては、思考の発展プロセスの一部として常に存在していることになる。ただ、アルファ要素に変形させるプロセスが妨げられていること、あったとしてもごく一部に限定されているところにトラウマ性の事態が現われる。つまり、トラウマという事態はまず、包容の容量を越えて氾濫する量的過剰として理解できるのである。

二次解離になると、このような量的差異を越えた特殊な事態を引き起こす。おそらく二次解離は、包容の容量を大幅に越えてベータ要素が氾濫したときに、それを隔離状態に置くことで、アルファ機能の失調[20]を回避するメカニズムと理解できる。圧倒的な感覚入力をある局部にとどめることで、他の部分でのアルファ機能が存続される。したがって、切り離され守られた領域ではアルファ要素を生み出し、イメージを生成する働きが保たれるが、他方の領域に氾濫するベータ要素には、その働きの手が届かなくなる。解離の壁がときに破れると、変形を受けないままの心的要素が意識的プロセスに侵入する。通常のアルファ機能の働きによる接触障壁とは違い、意識的プロセスに調和的に組み込まれるための段階的処理が行われないため、侵入した心的要素は、他の要素との関係を築くことなく再び記憶の中に消え去る。フラッシュバックと呼ばれる現象はおよそこのような事態として理解できるだろう。

ただし、フラッシュバックにおいて侵入するトラウマ起源の感覚印象は、鮮明な視覚イメージを伴っており、認識不可能なベータ要素と等価ではない。そのイメージは、加工したり物語化したりできないという点でベータ要素的性質を持っているが、その「鮮明性」においては、ベータ要素と異なっている。通常解離の問題として議論される現象には、まとまった知覚を形成せずに断片的に保存される要素と、鮮明な映像を結びながら意識過程から切り離される二次解離の問題とが混合していると考えられ、このあたりの問題はいっそうの整理が必要であろう。

アルファ要素の生成困難は、次の段階である夢思考の生成困難でもある。アルファ要素は直接体験することができないので、アルファ機能の不全の多くは、実際は後者の段階の問題として体験される。トラウマを物語化し表現することが困難であるという形で体験されているものがこれにあたる。体験を語ろうとすると言葉を失ったり、語ったとしても実際の体験とのずれや違和感が強く感じられたりする。トラウマ体験には、この表現困難性に由来する、他者に「わかってもらえない」体験が伴なっている。

ここで注意しておかねばならないが、今述べているのは単純化したモデルであって、実際には、アルファ機能による変形や、夢思考の生成がまったく存在しない事態は考えられない。トラウマ起源の心的要素であっても、部分的にはイメージ化し物語化する働きが起こるはずである。それと並行して、トラウマと関係しない経験とその蓄積は常に進んでいるわけだから、夢思考のレベルに達しない心的要素とそれに達した心的要素、そしてトラウマ的体験に由来する心的要素とそれ以外の心的要素、これらのすべてが並存しながら、さまざまのレベルのプロセスとその結果の蓄積が絡み合って進んでいくのが、トラウマ後の経過である。トラウマの性質、個人の性質、環境の性質などのすべてに依存して二つと同じものがないのが実際である。

次に、夢思考のレベルに目を向けてみよう。トラウマ起源の体験も、ある部分物語化されイメージ化されていくであろうことは今述べた。トラウマがどれだけ表現困難であり、解離される傾向があるとしても、それがある部分言語化されて物語られ、イメージ化されて絵画となり、あるいは夢を構成するのは経験的事実である。それどころが、このレベルの物語が繰り返される性質を持っているのも、トラウマ後の経験の特徴である。トラウマ的な過去の事件を繰り返し語る、語らざるを得ないという経験は多くのトラウマ体験者が持っている。

トラウマ性の記憶は、時間による変形を受けずに繰り返し想起される。これは、トラウマ論に必ず登場する代表的な症状である。しかし、この現象の中には、断片的な記憶が侵入するフラッシュバックから、ある程度まとまった語りとして表現されるものまで形態に幅があることに注意せねばならない。後者の場合、ある時間経過を持った出来事として、物語として、語ることができるだけでなく、怒り、悲しみなどの感情もそれに伴って表出される。フラッシュバックのような断片的想起とは、質的に異なる語りである。フラッシュバックの際の侵入的被圧倒感はそこになく、自らの経験として語られ、自らの経験であるという主体の感覚も一定程度ある。しかし、こうした語りもまた、トラウマ由来の感情を除反応するように見えながら、実は実質的な変化を起こさず同じ形で再び繰り返される。変形不可能な固執性を備えているという点で確かにトラウマ性の性質を持っているのである。この受動性、変更不可能性、強迫性は、トラウマの記憶の刻印性と言われるものに対応している。体験が物語として語られるとき、「語る主体」の恣意性の入り込む余地がないほど具体的で、鮮明なイメージの描写となり、あたかもそれが主体の働きと独立して生きているかのような実在感を伴う。言い換えれば、今ここで起きている現実と同じように、主体の力で変更不可能なのである。

フラッシュバック的な反復と物語の反復の差異は、ビオンの枠組みからすれば、夢思考以前と夢思考段階の差異に相当する。つまり、繰り返される語りは、夢思考段階の物語が変形を拒んで繰り返される現象として理解できる。とすれば、これは夢思考から前概念化への進行の困難として捉えられることになる。前概念化は、物語やイメージとなった経験を抽象化する兆しであり、概念化以降の理解や意味づけの過程の出発点である。一般に、前概念化から概念化へ、そして概念へという発展は、個々のイメージからその個別性を剝ぎ取り、一般化、抽象化していくプロセスである。記憶は、その過程にともなって、他の意味や思考と関係づけられ体系化されることで主体のものとなっていく。しかし、トラウマのイメージは、強烈な個別性、一回性、具体性があり、このような一般化の操作を拒む。トラウマから一般的な意味を抽出することは、言わば、個々のトラウマから刻印性を奪うことになる。それに抵抗するのがトラウマ的記憶であり、そのイメージや物語である。一般化の操作を許さないような個としての性質、人格のような置き換え不可能性をそれらは備えているのである。

前概念化への進行の傷害も、ベータ要素の場合と同じく、包容の働きとの関係で理解することができる。反復される物語は、量的にも潜在的意味の大きさにおいても包容の限度を越えるのであろう。受動的、強迫的感覚を伴なった語りが繰り返され、そこから意味を汲み取る動きが発生しない現象は、語りを聞くものに負担を生じ、包容の働きを困難にする。ここでも包容は、当の個人の内部の働きでもあり、他者による包容でもある。また、前概念化への動きに際しても、解離の存在が障害となる。つまり、アルファ機能について述べたのと同じく、解離によって、前概念化の働きが限定されると考えられる。しかしこれらはすでに夢思考から前概念化以降に進む意味生成の段階の問題である。次節で、トラウマから意味が発生する過程を考える中で扱うことにしよう。

## 五、トラウマの意味の生成

トラウマ起源の心的要素が、ベータ要素のままに残される、夢思考のままに残される、というそれぞれのレベルにおいて思考の発展過程に乗りにくいことを見てきた。知覚や記憶の断片化、語りの不可能性、あるいは変更不可能性といったレベルの現象を考えると、今まで述べてきた問題がトラウマの中核を占めるようにも見える。しかし、前概念化から概念化の発展以降においても、トラウマはトラウマ固有の問題を投げかける。意味の問題が前景に出るのはこれ以降の段階である。意味のレベルで起こるトラウマの影響は、ＰＴＳＤや解離と関わる生理学的メカニズムに影響されながらも、それらに還元できない、各レベル固有の問題である。

前概念化から概念化が生じ、概念化から概念が生じる過程は、一般化、抽象化の過程である。その過程で、個々の経験に即した偶発的なものが取り除かれ、一般的に成立する真実に近づく。人生や世界への理解、一般に人生観と言われるものなど、主体の重要な構成要素であるさまざまの意味内容は、概念化以降の思考の成長において生まれる。そこでは、蓄積された夢思考の経験が他の経験と混ざり合い連結され、抽象されて新しい経験にまとめられるという複雑なプロセスが進行する。

トラウマと意味生成の関係を考えると、アルファ機能のレベルと同様に、ここでも容量の大きさが問題になる。ただしここで問題になるのは意味生成の容量である。トラウマのはらむ潜在的な意味が、個人が意味を把握し、自らの人生に位置づける容量を超えたとき、主体はそこから意味を汲み取る営みを回避する。トラウマの語りに生まれる意味の兆しを直視し、意味を理解するプロセスが進みにくいのは、もし進行したときに生まれるはずの意味があまりに大きく重く、主体が理解する容量を越えるからと考えられる。言い換えれば、意味のレベルにおいてもトラウマの経験は主体を圧倒する暴力性を備えている。もしその意味が全面的に主体を襲えば、その意味に押しつぶされて人生の全体が支配されるようなものがトラウマなのである。

意味の生成の困難は、ときに誤った意味の生成として現れる。当のトラウマ的体験から生じる内発的な意味形成が起りにくいことから、すでに形成され蓄積されている意味づけによってその経験を理解しようとする試みがなされる。今の経験を過去の経験に基づいて理解する試みである。その場合、過去に乗り越えられた不幸な体験が参照されるであろうが、今直面する体験に外からはめ込まれた表層的な概念化が、内発的な概念化の働きを阻害することがある。トラウマが定義上、通常のレベルを超えた激しい衝撃を与えるものだとすれば、過去の経験に基づく営みの範囲では理解に限界があるのがトラウマ体験である。

その結果であろうか、トラウマ的体験を機に抽出された意味のなかには、真実からずれて、ある種歪んだ理解、たとえば極端に非現実的な世界観や人生観といったものを構成するものがある。それは理解の容量を越えた経験から生み出される誤った観念である。トラウマの後遺症として生み出される、低い自尊感情、否定的な世界観などには、このようにして生まれる自己や世界に対する理解の歪みが関わっている。

出来事を主体的な経験として受けとめ、そこから理解を生成していく過程は「経験から学ぶ」[21]過程である。今まで見てきたところをまとめると、トラウマはその過程を妨げて、刻印される記憶ばかりを蓄積させたり、過剰な記憶で主体を押しつぶしたり、誤った理解を生んで、意味のレベルでの現実からの遊離をもたらしたりする。いずれにしても、経験から学ぶ主体の働きが妨げられ、主体の感覚は真実に根ざさないものとなる。

解離の問題は、意味生成の段階にも複雑にからんでいる。特にここで問題になるのは、二次解離や三次解離である。主体の意識が体験から距離を置く二次解離の現象を意味のレベルで考えようとすると、主体と体験の距離についてあらためて考えてみなければならない。体験との距離、つまり体験への没入にさしはさまれる距離感は、実は、夢思考のレベルに意味が汲み取られる働きに必然的に伴って生まれるものである。夢思考のレベルの特徴は体験への没入であり、そこに体験を外から見る視点はない。自己に対する理解や意味づけといったものが自らの体験への距離をともなって発生し、累積することで、いわゆる自己認識が構成されると考えられる。これは主体の生成の重要な契機である。通常の発達論に照らせば、思春期における自意識の発生に相当するであろうが、ここでは時系列的発生論には触れないでおこう。ともかく、体験を外から見る視点は、思考の成長に必然的に伴うものである。したがって、体験を外から見る視点を解離と性格づけるならば、主体の発生自体が一つの解離という見方もできる。[22]

しかし、トラウマの衝撃に際して現れる非現実感は、自己意識の発生に必然的に伴う距離感とは質的に異なっている。体験をある距離から眺める特殊な意識を生み出すところに類似性はあるが、その距離に意味の生成が伴って、さらには意味が蓄積されて他の意味と結び合わせられていくことがない。むしろ大きな距離感によってそれ以上の意味の汲み取りが妨げられる。通常の距離が自己に関する意味を生み出すとすれば、これは意味を汲み取る働きを停止させる距離である。

あるいは逆に、自然な思考の成長によって体験との距離が生まれる前に、トラウマによって暴力的に体験との距離が生まれるため、ある種の早熟と見えるような過度の自己意識が発生する可能性もある。[23]トラウマの被害者に、幼少期から奇妙に理性的な覚めた意識や、大人びた言動といったものが出現することがあるのはこの現象である。しかしこの「早熟」は、経験から学ぶことの困難を同時に抱えるため、他の体験と結びついて意味が豊かになる過程を進むことができず、自己や他者に関する硬直した理解にとどまりがちである。

いずれにしても、このように考えてくると、解離という現象がどの程度までトラウマ体験に特異的かという厄介な問題に再び直面する。解離がトラウマによって生じる特殊な防衛メカニズムであるという理解には妥当性があるが、他方で解離の現象には、主体の発展に必然的に伴う現象と重なる部分がある。これは、意味生成のレベルにおいてだけでなく、ベータ機能とトラウマ的知覚の類似性においても見られた。つまり、解離の作用には、思考の発展の一般的現象として理解できる側面が確かにあり、その視点から見ると、ベータ要素の優越にせよ、意識と体験の距離にせよ、一般的現象との差は相対的である。他方で、トラウマによる解離には、主体発生の一般的現象としては捉えられない特殊性がある。トラウマ現象にこの両面が常に重なっている、あるいは混在していることが、トラウマ理解あるいは解離理解を難しくしていると考えられる。

三次解離と意味生成の関係についても少し見てみよう。三次解離という人格自体の恒常的な解離が関与すると、概念化や概念を生成する高次のプロセスもまた人格の限定された範囲でしか働き得ず、意味の生成が限定される。解離によって、大きな不幸に関わらない形で人格のある部分が形成され、持続的に発展すると、現実から大きくずれた認識が生まれる。たとえば、虐待が存在することを認めないまま、家族内の問題を認識しないまま自己理解が形成されることがある。よい親であるという理解さえ生まれる。解離は一度そのメカニズムが発動されると、軽度の苦痛体験に対しても発動されやすくなり、解離を生んだトラウマだけでなく、以後の幅広い体験について、意味を見出す過程が傷害される。このような現象が繰り返されると、自己理解や世界理解は現実から大幅に遊離するであろう。そもそもトラウマを引き起こす不幸は、個人全体を巻き込み、個人全体で受けとめなければ処理しようのない規模の潜在的意味を主体に押しつける。解離によって制限された主体は、そのために、何らかの点で歪んだ意味しか生み出し得ず、体験を積み重ねるごとに歪みが蓄積されていく。意味の生成が進んでいるようでありながら、実は、意味の生成能力が限定されているのである。

以上述べてきた困難、そしてここには触れることのできなかったさまざまの困難は、通常アイデンティティと呼んでいる主体の感覚に関わる。アイデンティティを簡単に言えば、自己理解と世界理解を統合して、自己を世界に位置づけている働きであり、そして、統合的にそれらを維持できているという感覚である。経験から意味を汲み出す営みの連続から生まれた理解が集積し、それがある程度の整合性を伴って安定して保たれたときに生まれるものがアイデンティティである。意味のレベルで主体を押しつぶすようなトラウマは、従来のアイデンティティを大きく突き崩さずにはおかないので、冒頭に掲げたハーマンの言葉にもあった通り、アイデンティティの再構築という課題を後に残す。そのとき主体は、トラウマがなかったかのようにアイデンティティを再建しようとしたり、トラウマにあまりにも密着した自己像を形成したり、あるいはそれらの間を振動したりする。

トラウマはその圧倒的な作用によって、主体がそれと関わらないまま安定して存在することを不可能にする。したがって、トラウマを包含するアイデンティティが難しいのと同時に、トラウマを解離したままのアイデンティティの成立もまた困難である。それどころか、トラウマが以後の人生の意味の中核に置かれ、言わばアイデンティティの核になることがある。(24) 被害経験者が、後の人生で被害者支援に尽くす場合がすぐに思い起こされるし、少なくともその克服という課題が後の人生の最重要課題になることは珍しくない。どのような形であれ、トラウマを組み込んだ形で、しかも肯定的なアイデンティティを伴なった主体を形成することは、トラウマからの回復の最終目標であるが、これを個人の力で、個人の心の働きとして行うことは、トラウマが重大であればあるほど至難のわざである。

さて、ここまでトラウマによる意味の「傷害」にばかり焦点を当ててきた。しかし、トラウマから真実に基づいた意味を生成することは決して不可能ではない。ただ、今までの議論からすれば、個人の中に、そして他者との間に、トラウマの規模の大きさに見合うだけの包容の働きが必要となる。それらが十分に働くことがもし可能であれば、新たな、しかも豊かな意味が形成されるであろう。トラウマを機に従前の思考の過程や意味の蓄積を根本的に転換し、創造的な方向に転換する人生を辿る人がある。その程度が一種の天才のレベルに達したとき、そしてそこに普遍性が見出されたときに生まれるものの例が宗教であろう。実のところ、多くの平均的人間は、天才的開祖による意味生成のあとを辿って、自らのトラウマ体験の意味づけを行ってきた。そうした意味の多くは、神、来世および前世、彼岸などといった超越的な対象、そして神の計らい、来世の償い、前世の報いなど、それらと結びつけられた意味関係を伴なっている。現世に限られた人生の範囲では理解が困難なほどの衝撃から必然的に生まれる意味である。

しかし、宗教は今日かつてほどの働きを失っている。宗教以外に目を転じても、今日の世俗的世界においては、何らかの超越的な意味づけによってトラウマを主体に統合する営みは困難になっている。ともかく、今日のわれわれには、超越的あるいは宗教的な意味づけを与えられることなく、しかもトラウマの意味を限りある人生に位置づけるという課題が与えられている。きわめて困難な課題と言わねばならず、多くのトラウマの意味が、本論で述べたそれぞれの段階の障壁の前に積み残され、おそらくは他者や後の世代に引き渡されていくのであろう。

## 結び――援助論に向けて

主体の生成の過程とトラウマの作用を可能な範囲で関係づけながら論じてきた。実は、これらのすべてが臨床実践に関わる問題である。ベータ要素から概念まで、さらには科学的演繹体系にいたるまでのあらゆる主体の生成段階に付き添うことが臨床実践の中に含まれている。実践においては、それらすべてを扱うのではなく、幅広い営みの中のある特定の部分に焦点が当てられることが多く、たとえば、ベータ要素がアルファ要素に変形される過程、アルファ要素から夢思考が生成される過程に関わる心理療法的援助がある。また、トラウマの影響を比較的受けていない人格部分にトラウマの理解を提供する心理教育的援助も、意味の生成の準備を行うという意味でこの過程に関わっている。

幅広い臨床実践の課題を見渡すとき、そして本論の議論を振り返るとき、包容というテーマが通奏低音として流れているように思われる。包容することがきわめて困難な激烈で悲惨な心的要素を発生させるトラウマに対して、少しでもそれを包容する試みが、あらゆる実践を通じてなされねばならない。それは、感覚刺激のレベルでも、意味のレベルでも同様である。一つの具体的な問題として、いわゆる二次被害対策も、関わりの中で援助者に生じたトラウマ起源の心的要素を、援助者自身が自らの中で包容する営み、そしてある援助者が他の援助者を包容する営みとして捉えることができる。包容の働きは、個人の内面にはじまり、個人を取り巻くあらゆる層にわたって存在する。

過去のトラウマの蓄積の量、あるいは日々新たに生み出されているトラウマの量を目にするとき、将来に残される仕事の大きさを前に慄然とせざるを得ない。[25] 個人の中に、社会の中に、世界の中に、それらを包容する器を持つことができるかという問いがわれわれに与えられている。専門的援助の具体的姿も含めて、これらの問題については稿を改めて考えてみたい。

## 註

（1）Trauma の日本語表記には、「トラウマ」の他に、「心的外傷」あるいは「外傷」という言葉がある。いずれを用いるかについては筆者にも揺れがあり、今まで心的外傷かまたは外傷を多く用いてきたが、本論では「トラウマ」で統一する。甲南大学学術フロンティア事業の中で、この語を用いたのを受けている。一般読者も対象に考えるときにはトラウマ、精神医学や臨床心理学の専門的議論には外傷の方がしっくり感じられるのが現在の筆者の語感である。

（2）ハーマン『心的外傷と回復』中井久夫訳、みすず書房、一九九六年、七七頁（Herman, J.L., *Trauma and Recovery*, Harper Collins Publishers, New York, 1992）。その他、同頁に始まる「損なわれた自己」の項参照。

（3）エリクソン『自我同一性』小此木啓吾訳編、誠信書房、一九七三年。ここでハーマンが述べているエリクソンの発達課題は、通常、「自律性（autonomy）」（幼児期初期）、「自主性（initiative）」（幼児期後期）、「勤勉性（industry）」（学童期）、「同一性（identity）」（青年期）、「親密性（intimacy）」（前成人期）という訳で知られている。ハーマンは、このうち「勤勉性」のかわりに「能力（competence）」という言葉を使っている。これは学童期の課題の達成の結果得られる「基本的強さ」としてエリクソンがあげたもので、「勤勉性」の語より適切と判断したのだろう。また、ここにはなぜか欠けているが、別の個所では、乳児期の課題である「基本的信頼（basic trust）」も加えられている。

（4）B・A・ヴァン・デア・コルク「トラウマへの適応の複雑さ、自己制御、刺激の弁別、および人格発達」、B・A・ヴァン・デア・コルク他編『トラウマティック・ストレス』西澤哲訳、二〇〇一年、二二一頁。
（5）パトナムの解離理論がその例である。パトナム『解離――若年期における病理と治療』中井久夫訳、みすず書房、二〇〇一年。古典的な発達論でトラウマの視点をかなりの程度包含している理論は、私見によればサリヴァンの発達論である。サリヴァンの言う解離は必ずしも現在の解離論と一致せず、特に後に紹介する二次解離、三次解離を視野に入れていないが、明らかに対人関係におけるトラウマ的事象を想定しながら発達が論じられている。次の文献参照。サリヴァン『精神医学は対人関係論である』中井久夫・宮崎隆吉・高木敬三・鑪幹八郎訳、みすず書房、一九九〇年。
（6）DSM-IVによる診断名。『DSM-IV 精神疾患の分類と診断の手引き』高橋三郎、大野裕、染矢俊幸訳、医学書院、一九九五年。以下の文献も参照。岡野憲一郎「急性ストレス反応、外傷性ストレス傷害」『神経症性傷害・ストレス関連傷害』（臨床精神医学講座5）、中山書店、一九九七年、三九五-四〇四頁。
（7）解離現象に対する理解の相違がフロイトとジャネの違いである。解離から離れ、抑圧を焦点に据えたところに精神分析の発展の基礎が築かれたが、解離現象が注目される現在、逆にジャネが注目されている理由でもある。ユングの位置はこの観点から見て興味深く、彼の理論の多くがジャネのモデルに従っていることはよく知られている。ユングのコンプレックス理論は解離理論として読むことができ、多重人格障害の理解にそのまま使えるのも同じ理由からである。ユングが医学者として最初に関心を持ったのが、憑依、霊媒といった解離現象であることを考えると当然かもしれない。
（8）パトナム『解離』を参照。児童虐待の被害による症状の多くは解離で理解される。震災など一回性のショック体験においても、ショック時の解離の存在は、後遺症状に大きく関係する。
（9）パトナム『解離』九頁。
（10）スタインバーグは、解離現象を「健忘」「離人症」「現実感喪失」「同一性混乱」「同一性変容」の五つの中核症状によって整理した。以下の文献を参照。安克昌「解離性（転換性）障害、B診断と治療」『神経症性傷害・ストレス関連傷害』（臨床精神医学講座5）、中山書店、一九九七年、四四三-七〇頁。
（11）B・A・ヴァン・デア・コルク「外傷後ストレス障害における解離と情報処理過程」『トラウマティック・ストレス』三五七-八七頁。
（12）この現象を、はじめて心理治療のなかで詳しく観察し、記述したのはフェレンツィである。彼は、晩年にトラウマの臨床に深く関わり、解離の問題に没頭したことを一つの契機として、フロイトから離れることになる。次の文献を参照。フェレンツィ『臨床日記』、森茂起訳、みすず書房、二〇〇〇年。しかし、フェレンツィの主張は、おそらくフロイトが晩年に外傷に再び注目するようになった契機となったであろう。晩年のフロイト理論の外傷論的側面については、次の文献を参照。岡野憲一郎『外傷性精神障害 心の傷の病理と治療』、岩崎学術出版、一九九五年。

(13) B・A・ヴァン・デア・コルク「トラウマと記憶」『トラウマティック・ストレス』三二五 - 五六頁。

(14) このようなトラウマ記憶のメカニズムは器質的な変異におよび、たとえば記憶で重要な役割をはたす海馬の縮小が見られるという。同右参照。

(15) パトナム『解離』。パトナムは、精神状態を一般的に記述するモデルとして「離散的行動状態モデル」を提出している。彼によれば、病的解離は、発達過程における非道処遇 (maltreatment) によって生じる、各離散的行動状態の間の距離の拡大、あるいは隔離として記述できる。

(16) 次の文献を参照。ビオン『精神分析の方法 I』福本修訳、法政大学出版局、一九九九年、『精神分析の方法 II』福本修・平井正三訳、法政大学出版局、二〇〇二年。ここにはビオンの主要著作のうち四冊が、二巻に分けて収められている。つまり、第I巻が、*Learning from Experience*, H. Karnac Ltd., London, 1984 (邦訳、第一部「経験から学ぶこと」) と、*Elements of Psychoanalysis*, H. Karnac Ltd., London, 1984 (同、第二部「精神分析の要素」)、第II巻が、*Transformations*, H. Karnac Ltd., London, 1984 (邦訳、第一部「変形」) と、*Attention and Interpretation*, H. Karnac Ltd., London, 1984 (邦訳、第二部「注意と解釈」) である。ビオンの理論は、フロイトからクラインにいたる、発達論的理解をベースにしながら、時系列的要素をそこから剝ぎ取る方向で理論の体系化を果した。アブラハム - クラインに始まる、分裂妄想態勢 - 抑鬱態勢という経路は、ビオンにおいてはあらゆる時点で起こる思考の成長の契機として理解され、ある時点で主体全体に起こるシフトとは捉えられない。時系列的な発達段階説をむしろ発展させながら、ライフサイクルという概念で過程の多様性を説明したエリクソンとは対照的である。

(17)「接触障壁」は、ビオンがフロイトの『科学的心理学草稿』から借用した術語である。『精神分析の方法 I』二一九頁。

(18) containing はビオン理論の鍵概念の一つである。定訳がまだなく、コンテインとカタカナ表記される場合も多い。包容は既訳の一つであり、筆者は日本語の包容力という言葉の意味合いからしても適切であると感じている。本論でカタカナ表記を採用すると、ビオンや心理療法に馴染みのない読者に違和感があることを考え、包容と表記する。

（19）ビオンの体験的基礎は精神病治療にあり、そこから人格の精神病的部分の理論が生まれた。しかしもう一つの体験的基礎には、ビオン自身の第一次世界大戦における戦闘体験がある。ビオンの記述は、ベータ要素をトラウマに直接関係づけるものではないが、ベータ要素を考えるときに、背景に自身のトラウマ的戦争体験があることは間違いない。次の文献を参照。Symington, J. & Symington, N., *Clinical Thinking of Wilfred Bion*, Routledge, 1996.

（20）アルファ機能が機能全体として失調すれば、ビオンによれば精神病状態となる。ビオンがアルファ機能の理論を構想したのは、精神病の臨床からである。精神病がアルファ機能の失調として理解できるとすれば、解離障害は、アルファ機能の失調の範囲を局限することで、意識的過程、無意識的過程の全面的混交を避けている事態と理解できるかもしれない。

（21）パトナムによる解離尺度（CDC）には、「経験から学ぶことが難しい」という項目がある。ビオンの理論からも理解できる現象である。『解離』参照。

（22）この点から見ても、自我そのものを一つのコンプレックスと考えるユングのコンプレックス理論は興味深い。註7参照。

（23）フェレンツィは、トラウマによる早熟の現象に注目し、「賢い赤ん坊」というイメージにたびたび言及した。『臨床日記』および「賢い赤ん坊の夢」*Schriften zur Psychoanalyse*, II, Fischer Verlag, Frankfurt am Main, 1972.

（24）阪神・淡路大震災に襲われた神戸はもはやかつての神戸ではなく、常に「震災を受けた神戸」であり続ける。震災のない神戸はもはや存在せず、神戸と言えば震災を思い、震災と言えば神戸を思う。震災は神戸の中核に位置を占め、むしろ震災によって神戸のアイデンティティが形成されている。

（25）現在のわれわれが過去より多くのトラウマを経験しているかどうかは別に考えねばならない問題である。心的なトラウマの問題と見なされない形で膨大なトラウマが常に経験されていたのが過去の時代である。

# 編者あとがき

「まえがき」にも述べたように、本書には、トラウマの臨床に携わる精神医学、臨床心理学の論考と、哲学、文学、映像・映画学といった人文科学の諸分野の論考が「表象」と「主体」を鍵概念として集められている。各章の趣旨はそれぞれの論考に尽くされているとはいえ、本書にはじめて接する読者には、各章の主題間の関連や、全体の構成が見えにくいかもしれない。ここで読者の便のために、編者の考えや思いも含めながら全体を概観しておこう。

＊

第一部に、「表象」を扱う論文を集めている。遊び、夢、イメージ、映像、写真と、形態や媒体こそ違え、いずれの論文も具体的な表象を扱っている。表象は、記憶と密接に絡んでいるので、記憶が第一部のもう一つの鍵概念となる。表象は常に記憶の表象であるとともに、記憶を隠蔽している。ここにトラウマの表象のパラドックスがある。つまり、私たちはトラウマそのものを直接見ることはできないのであって、何らかの表象の形でそれと出会うしかない。

第二部に集められているのは、トラウマをいっそう理論的に扱う論考である。「主体」の成立とトラウマの関係がそれぞれ異なった観点から論じられる。主体を圧倒し、通常の対処の限界を超えるところにトラウマがあるのだから、トラウマが主体という存在を脅かすことは言うまでもない。どれだけトラウマを消化する試みがなされたとしても、それはトラウマに由来するものの一部がトラウマ的ではなくなるというにすぎず、トラウマが主体を脅かすものとして主体の外にあるという構造は変わらない。トラウマとの出会い、あるいは出会えないことが、主体のあり方を根本的に決定していることも。そこは、主体という言葉では表現できないあり方へとつながる通路である。そして議論は自ずと他者の問題にも導かれるはずである。

さて各論考について簡単に触れていこう。まず第一部の冒頭二編は、トラウマ性記憶とその扱いについて論じた臨床論文である。一方は精神医学、他方は臨床心理学、一方は成人、他方は子供を扱っている。それぞれの議論が興味深いのはもちろんだが、トラウマ性記憶の基本的理解を含むこの二編は、本書の問題群への導入の役割も果してくれるだろう。

中井久夫氏の「外傷性記憶とその治療」は、記憶の問題の整理をしながら、トラウマ記憶に関する重要な仮説を提出している。中井氏は、記憶を「幼児型記憶」と「成人型記憶」に分け、トラウマ性記憶を前者に属するものと考える。幼児型記憶は、生命の危険にさらされていた進化の過程で生存のために成立したもので、二才半から三才の時期に成人型記憶が成立するまで働く。その後も残存するその機構が危険に際して発動したものと考えることで、トラウマ性記憶が説明される。トラウマ性の記憶を、進化の過程に位置づける議論はスリリングである。氏の治療論は、トラウマ性記憶の特殊性を踏まえながら、記憶のみに焦点を当てず、つねに個人全体の健康と、人間の尊厳性を見定めながら進めるものであるが、これ以上ここに要約することは愚であろう。「全体的に肉が盛り上がる」ような回復という印象深い言葉だけを記しておこう。

西澤哲氏の「トラウマの記憶とプレイセラピー」は、やはり子供の記憶の発達を踏まえて、トラウマ性の記憶の特質を論じており、中井氏の論考と同じ問題領域を扱っている。中井氏が幼児性記憶と呼ぶものと、西澤氏が行動記憶システムと呼ぶものとが対応している。興味深いのは、成人型記憶の成立の際に多くが消去されるなかで、西澤氏が紹介するような虐待の行動性記憶は残存して、プレイという形で表現されることである。三才時の体験が身体症状として現れたのではと疑われる中井論文の症例もその例かもしれない。三才という年齢では、成人型記憶の作用も考えねばならないだけに複雑だが。また、西澤氏の紹介するようなトラウマ体験と正確に対応するプレイが何才まで可能かという問題もある。プレイという表現媒体が優越している小学校中学年程度までという想定が成り立つところである。子供の治療では、プレイという身体行動によって、幼児型、行動型の記憶の再現が可能であり、しかもそこでかなりの程度の「ケア」の再体験を持てることが、成人の治療との相違である。中井論文と併せて、トラウマ記憶の理解を深めてくれる論考である。

以上の二編の臨床論文の次に置かれる加藤幹郎氏の「映画の記憶とトラウマの表象」は、映画論という全く別の立場からトラウマ性記憶について論じたものである。氏は、視覚的知覚および夢との比較で映画の特質を概観したあとで、『質屋』と『惑星ソラリス』を取り上げて論じる。乱暴を承知で要約させていただくなら、前者は、トラウマとの直面を何重もの安全装置によって回避し、観客が安全で脅かされない視点から、しかも欲望の満足とともに、物語のなかに回収されたトラウマを見せる作品、後者は、歴史の物語に回収されるまえの「いま」ここにあるトラウマを、映像によって描写し得た作品ということになる。トラウマを物語に回収することは真実の隠蔽とされ、トラウマを無時間的なその実態のままに直視することに価値が置かれ、そこに倫理的覚醒を見る。トラウマを物語記憶に変形することに治療的意義を置く前二章と比較すると興味深い。物語に回収できないトラウマに支配されている個人の障害と、物語に回収してしまって娯楽として提供するマスメディアという、扱う対象の相違であろうか。いずれにしても、議論は、直面と回避、物語と非物語というトラウマの記憶と表象の基本的問題をめぐっている。

横山博氏の「トラウマと夢」は、長期にわたる治療の事例研究である。「夢」という特殊な、しかし同時に人間の心的体験の典型とも言える表象形態を通してトラウマを考える。トラウマの夢を象徴的再現と反応夢に分けるユングの夢理論を参照しながら、横山氏は、クライエントのトラウマをさらに人格構造に深く入り込んだものとしてとらえ、夢を心の総体の表現として見ていく。横山氏にとって、クライエントのトラウマは、渾然一体となって人格を構成するもので、トラウマも含め人格全体と関わるのが治療である。トラウマのみに焦点を当てる治療は、氏にとっては、あまりに焦点を絞りすぎた狭いものである。したがって、この章の症例は、治療者とクライエントの無意識まで含めた全人間的関わりという、ユング的な転移概念の実例を描くものとなる。しかし他方で、クライエントの人生の全体像が示されているだけに、クライエントの経験した数多くのトラウマが、どれだけ深刻な影響を残し、それを包みこみながらこの世に定位することがどれだけ難しいかを端的に指し示している。

第一部の最後に置かれた、北原恵氏の「表象の〝トラウマ〟」は、トラウマに関係するある種特殊な一つの表象を扱ったものである。この論文の扱う主題は、トラウマの議論に欠かすことができないにもかかわらず本書では他に触れることができなかった主題、つまり「歴史とトラウマ」および「ジェンダーとトラウマ」に関係している。昭和天皇とマッカーサーの写真は、日本の敗戦という国家的トラウマのイコンとして、誰もが知っている。それを同時代的に経験した日本人にとって、敗戦というトラウマと等価なものとしてトラウマ的に体験された、と信じられている。氏はこの歴史的事実を綿密に検討し、「自己犠牲の母性」像としての天皇が、むしろトラウマを隠蔽する役割を果したことを明らかにする。トラウマの表象は、トラウマであるとともにトラウマを隠蔽するものであるという構造がここにも見られる。なお、昭和天皇という存在がトラウマに深く関係することは、中井論文にも現われていて興味深い。

第二部には、「主体」を鍵概念とする理論的論文を集めている。第一部が、表象という主体の体験する現象を問題とするものだったとすれば、ここでは、トラウマ体験を持つ主体そのもののあり方を分析することになる。その分析は、あらゆるところで主体というあり方の限界を探るものとなる。それがトラウマというものの本質的なあり方だからであろう。

下河辺美知子氏の「トラウマという場所」は、ラカン理論を援用して、現実界という概念でトラウマを理解する。この論考には、フロイトのトラウマ理論が整理されていて、第二部全体を準備する理論的整理の役も果してくれる。内と外を区切る保護膜、それを破るものとしてのトラウマというフロイトの枠組みに発して、外から不意に襲ってくるものとしての現実界こそがトラウマの場所であると理解される。トラウマとは、私たちの予測の届かない不意打ちであり、常にすでに襲われてしまったものとしてしか捉えられない。この理解の上にたって氏が提起するのは、「我々は現実界との出会いを希求しているのだろうか」という問いである。トラウマは端的に苦痛なものとして体験されるが、しかしトラウマによって私たちが出会う現実界は、生と死が充満するところ、象徴界に住む私たちが通常遠ざけられている、根源的欲動の住むところである。その意味で、私たちは現実界との出会いを希求している。そこは記憶に関して述べた「隠蔽」のない、むきだしの生と死があるところである。トラウマを臨床的に扱うときに、この生と死への希求は重大な意味を持つ。経験的事実として、トラウマ受傷者のある者には、生と死のぎりぎりの体験を求めて危険な行為に飛び込む傾向があるからである。

久松睦典氏の「物語とトラウマ」は、「物語」を鍵概念としてトラウマを論じている。物語の問題は、第一部でトラウマ性記憶を扱った箇所ですでに登場していた。物語として語り得ないことが幼児型記憶、行動型記憶の特質だったからである。その意味で本論考は、第一部と第二部を橋渡しするものでもある。氏は、物語化されないトラウマという第一部でも扱われた問題を整理したあとで、トラウマは、あくまで今ここでの語りとして、現在のファンタジーとしてしか語り得ない、つまりトラウマも一つの「心的現実」であるとする立場と、外的事実としてのトラウマを重視する立場をそれぞれ紹介する。氏自身はそのどちらかに拠るのではなく、トラウマ論の流れ自体を俯瞰して、「ミメーシス」と「反ミメーシス」の間で振動するものとしてそれを理解する。ここには他の論考にはない興味深い論点が含まれている。つまり、トラウマ理解というもの自体が、トラウマの磁場に支配されながら動いている、トラウマ反応の一部だという見方である。心理療法においては、トラウマの議論が常に生み出す両極性の一方に依拠するのではなく、その中間にとどまる、あるいは積極的に中間の場を生成することに意義があるという最後の指摘も重要である。

港道隆氏「他者のトラウマ、他者の言語」は、ある意味、今までの議論とは全く違う方向からトラウマを語る。にも関わらず、あらゆるところで他の議論と重なってくるのが興味深い。氏の論は、同時多発テロ事件に発する現在の状況に問題を発し、レヴィナスからデリダへの展開をたどることで、他者の呼びかけへの応答の問題へ収斂する。ここでは港道氏の論の要約より、私の問題意識から一点取り上げておこう。港道氏の論考で取り上げられるのは、普通問題になる「被害」のトラウマではない。他者の呼びかけによって無限大の責任を負わされるという主体の根本的なあり方を、トラウマと呼んでいる。例に用いられる、おぼれて助けを求める人を前にする状況では、主体的に決断するための時間的遅れがすでにおぼれる人への暴力になってしまうという意味での加害者の立場が問題となる。これは臨床的に扱われる被害の状況と一見異なっている。しかしよく考えると、この状況、あるいはこの状況を例に語られる主体の極大の責任性という事態は、臨床活動が扱うトラウマ現象の中に常に存在することに気づく。被害者であっても、他の被害者に対して、「助けられたのではないか」「もっと気遣えばよかった」と感じることは多く、単独に虐待された場合ですら、「自分ががまんすればよかった」と自己の責任に帰することがある。これらの感情は、心理的メカニズムで解釈されることが多いが、レヴィナスによれば根本的な人間のあり方の構造とみなされるのは興味深い。この見方からすると、一般にトラウマと呼んでいる状況は、主体が普通生きている三者世界の倫理を破壊して、あるいはその倫理の働かない極限状況をもたらして、根本的なトラウマ的構造をあらわにする事態ということかもしれない。

最後に私の「トラウマによる主体の損傷と生成」である。これはトラウマと主体の関わりを、身体感覚や感覚記憶のレベルから、物語のレベル、さらには人生観や世界観といったレベルまでの幅広いスペクトラムとして捉える試みである。成立した主体と、それを襲うトラウマというモデルではなく、常にあらゆるレベルで生成しつつある主体というモデルで考えようとしてみた。トラウマは、人生観、世界観のレベルにはかりしれない影響を残すが、記憶のメカニズムなどの基本的なレベルとこうした高次のレベルとを統合的に理解する試みはあまりない。その点で、他の論とは違った独自性があるかと思う。

いささか乱暴だが、私の観点から全体を概観してみた。多彩ではあるが、すべての論考がトラウマの磁場の中で相互に関係しているのが見て取れたのではないか。また、主題や専門領域を異にする論考を集めることで、トラウマをめぐる議論のかなりの部分に触れられたのではないかと思う。本書の源は、甲南大学で開催したシンポジウム「トラウマ―記憶と証言」にある。本書への寄稿者のうち、中井久夫、西澤哲、加藤幹郎、港道隆の四氏がシンポジストとなり、横山博氏が指定討論者、私が司会を務めて行ったものである(もう一人の指定討論者は吉岡洋氏だった)。その後、新たに三名の方に加わっていただいて成立したのが本書である。

*

共同研究プロジェクトの準備段階から、シンポジウムの開催その他の研究事業の間を通して、大学内外の多数の方々のお世話になった。本書をまとめるにあたっては、博士研究員の三名が、校正も含め編集作業のかなりの部分に携わってくださった。その労をこの場を借りてねぎらいたい。最後になってしまったが、本書の出版を引きうけてくださった新曜社、そして、完成に至るまで多大な気苦労をおかけすることになった編集者の津田敏之さんにこの場を借りて心より感謝します。

森　茂起

北原恵（きたはら・めぐみ）
東京大学総合文化研究科博士課程修了。甲南大学文学部教員。専門は表象文化論、ジェンダー論、美術史。主な著書・論文に『アート・アクティヴィズム』『撹乱分子@境界』（インパクト出版会）、「正月新聞に見る〈天皇ご一家〉像の形成と表象」（『現代思想』2001年5月号）など。

下河辺美知子（しもこうべ・みちこ）
青山学院大学大学院英文学専攻博士課程修了。成蹊大学文学部教授。専門は精神分析批評及びアメリカ文化研究。著書に『歴史とトラウマ』（作品社）、編訳書にキャシー・カルース編『トラウマへの探求』（作品社）など。

久松睦典（ひさまつ・むつのり）
甲南大学人文科学研究科博士後期課程修了。甲南大学博士研究員。専門は臨床心理学。臨床心理士。論文に「心理療法における偶然と夢想——九鬼周造『偶然性の問題』を手がかりとして——」（『心の危機と臨床の知』2号）など。

港道隆（みなとみち・たかし）
1953年生。パリ第一大学博士課程修了。博士（哲学）。甲南大学文学部人間科学科教授。専門は哲学。著書に『メルロ＝ポンティ』（共著、岩波書店）、『レヴィナス』（講談社）、訳書に『アポリア』（人文書院）など。

森茂起（もり・しげゆき）
編者略歴欄（奥付頁）に記載

## 執筆者略歴（論文掲載順）


### 中井久夫（なかい・ひさお）

1934年生。京都大学医学部卒。甲南大学文学部人間科学科教授。専門は精神医学。著書に『西欧精神医学背景史』（みすず書房）、『最終講義』（みすず書房）、『中井久夫著作集』（岩崎学術出版社）など。

### 西澤哲（にしざわ・さとる）

1957年生。サンフランシスコ州立大学大学院教育学部カウンセリング学科修士課程修了。大阪大学大学院人間科学研究科助教授。専門は虐待を受けた子どもの心理的援助。著書に『トラウマの臨床心理学』（金剛出版）、『子どものトラウマ』（講談社現代新書）。

### 加藤幹郎（かとう・みきろう）

1957年生。京都大学総合人間学部・同大学院人間環境学研究科助教授。映画批評家。著書に『映画の領分』（フィルムアート社）、『映画とは何か』（みすず書房、吉田秀和賞）、『映画　視線のポリティクス』（筑摩書房）など。

### 横山博（よこやま・ひろし）

1945年生。京都大学医学部卒。ユング派分析家。甲南大学文学部人間科学科教授。専門は精神医学、臨床心理学。著書に『心理臨床の治療関係』（編著、金子書房）、『神話のなかの女たち』（人文書院）など。

# 刊行の辞

《心の危機と臨床の知》（全4冊）は、文部科学省の学術フロンティア推進事業に採択された共同研究プロジェクト「現代人のメンタリティに関する総合的研究——心の危機の臨床心理学的・現代思想的研究」（平成10 – 14年度）の研究成果をまとめたものである。甲南大学の人間科学科では、現代思想と臨床心理学の連携という理念のもとに研究・教育を行ってきたが、本プロジェクトはその理念を発展させ、大学院人間科学専攻とカウンセリングセンターの共同研究事業として構想されたものである。

哲学思想、文学思想、芸術思想等の人文科学と、精神分析に源を持つ臨床心理学とは、相互に密接に関係しながら20世紀を歩んできた。21世紀を迎えて、近代化のひずみが極大にまで達し、心の危機があらゆる領域で深刻化する現在、もう一度原点に立ち返り、現代思想と臨床心理学の緊密な連携によって、危機の本質を見極めねばならないと考えるものである。この基本理念に基づき、本共同研究プロジェクトが行ってきた研究会および4回にわたるシンポジウムでは、各テーマの追究とともに、現代思想と臨床心理学の対話が試みられてきた。それらの成果を踏まえ、シンポジウムの参加メンバーを中心として編まれたのが、今回発行する『トラウマの表象と主体』『現代人と母性』『リアリティの変容？』『心理療法』の4冊である。

《心の危機と臨床の知》の各巻は広く一般に読まれることを目指し、独立したアンソロジーとしてのまとまりを重視して編まれたため、研究成果の全体を網羅したものではない。開催された研究会やシンポジウムの詳細、「現代の子育て」に関する調査研究、プロジェクトの重要な部分を占めていた甲南大学カウンセリングセンターの諸活動などについては、平成11年度より発行した研究紀要『心の危機と臨床の知』（Vol. 1-4）を参照されたい。

本書は上記の研究報告書（1993年3月・非売品）をもとに制作・刊行された

編者略歴

森 茂起（もり・しげゆき）

1955年生まれ。京都大学教育学部大学院博士課程修了。博士(教育学)。甲南大学文学部人間科学科教授。専門は臨床心理学。著書に『トラウマ映画の心理学』(共著、新水社)、『心的外傷の臨床(臨床心理学体系 17)』(共著、金子書房)、『ユング派の臨床』(共著、金剛出版) など。

新曜社

トラウマの表《ひょうしょう》象と主体《しゅたい》

初版第1刷発行 2003年5月31日

編 者 森 茂起 ©

発行者 堀江 洪

発行所 株式会社 新曜社

〒101-0051 東京都千代田区神田神保町2-10
電話(03)3264-4973(代)・FAX(03)3239-2958
e-mail info@shin-yo-sha.co.jp
URL http://www.shin-yo-sha.co.jp/

印刷 株式会社 太洋社
製本 株式会社 イマヰ製本

Printed in Japan

ISBN 4-7885-0851-6 C1011